IPNOSI PER IL SONNO PROFONDO

Meditazione Mindfulness e Affermazioni Positive per Dormire Meglio e Rilasciare Stress e Ansia

ROBERT COVEY

PUBBLICATO DA: Green Book Publishing LTD

24 Tax Suite 137 B Westlink House 981 Great West Road
Brentford, United Kingdom, TW8 9DN

Prima Stampa 2021

Proprietà Letteraria Riservata

Green Book Publishing LTD

Green Book Publishing ®

Indice

Introduzione

La meditazione ha una miriade di benefici che possono aiutarti con i tuoi problemi più complessi. Uno con cui potresti essere alle prese in questo momento è la capacità di addormentarti e rimanere addormentato.

Benefici della meditazione nella vita quotidiana

Come individui, la prima cosa che tutti noi desideriamo nella vita è la pace. Tuttavia, la pace è un termine generico che porta a un elenco infinito di domande. Come definiamo la pace? Cosa ci dà pace? E, soprattutto, perché la vogliamo? Tutte queste domande sono pertinenti. Inizierai a renderti conto che è ancora più rilevante mentre fai il tuo viaggio personale nella mente umana. Mentre cerchi la pace, tuttavia, è importante prima cercare di capire come funziona la mente umana e, cosa più importante, come la meditazione abbia molteplici effetti positivi sulla mente, sul corpo e sull'anima dell'individuo.

Meditazione: una breve storia

Quando pensiamo alla salute e allo sviluppo mentale e guardiamo automaticamente alla meditazione come alla soluzione perfetta, ci si chiede: da dove viene la meditazione? Da quanto tempo esiste? È interessante notare che la maggior parte di queste domande non ha una risposta chiara e definitiva ancora oggi, migliaia di anni dopo da quando la pratica è stata adottata per la prima volta.

Alcuni studiosi sostenevano che la meditazione, in una forma o nell'altra, esiste sin dall'inizio dell'umanità. Tuttavia, se stai cercando una risposta più definitiva, l'India è un buon punto di partenza. In questo paese, più comunemente associato alla meditazione, il Vendatismo esiste dal 1500 a.C. In Cina, la meditazione taoista risale anche al VI e VI secolo. Alcuni studiosi datarono pratiche di meditazione nella regione fino al 5.000 - 6.000 a.C.

In Occidente, la meditazione non si è verificata fino al 1700, tramite una moltitudine di testi sulla filosofia orientale. Fu solo quando Swami Vivekananda, un monaco indù, tenne un discorso al Parlamento delle

Religioni nel 1893 che questa enorme ondata di interesse per la meditazione ci portò dove siamo oggi.

Costruire autoconsapevolezza

Per cominciare, concentriamoci sulla consapevolezza di sé. Prenditi un minuto e chiediti onestamente quanto sei consapevole di come il tuo corpo reagisce a situazioni specifiche. Come reagisci alla luce? Come reagisci alla paura? Come reagisci agli eventi felici? Prenditi un minuto e identifica ciascuna di queste manifestazioni fisiche della tua mente e valutale: perché reagisci sempre in questo modo? Cosa è cambiato, dunque?

Potresti notare che mentre esamini queste domande nella tua mente, altre domande e pensieri che non hai anticipato entreranno nella tua mente. Questo non è molto tipico e naturale.

Spesso, anche se pensi che un pensiero specifico o un trigger specifico farà pensare o lavorare la tua mente in un modo specifico, in realtà non elabora le informazioni in alcun modo specifico. Questo è il motivo per cui la psicologia inversa funziona su alcuni individui e si ritorce contro altri - non tutte le persone reagiscono alla stessa forma di stimolo nello stesso modo. La meditazione ti consente di praticare l'introspezione e identificare veramente come la tua mente reagisce a trigger specifici. È quasi come se la tua mente stesse facendo un inventario mentale di come pensi, come elabori e, soprattutto, di come reagisci.

Prova a pensare alla meditazione come a una forma di yoga mentale; l'obiettivo qui è quello di creare un legame più forte tra mente e corpo. Questo per assicurarti che la tua mente sia più consapevole di come il tuo corpo risponde specificamente ai segnali. La meditazione ci aiuta a comprendere il nostro senso di consapevolezza individuale. Rimanere consapevoli nel momento presente ci permette di agire e pensare in un modo che ci tiene nel presente.

Ridurre ansia e stress

Questo è solo uno dei vantaggi che presenta la meditazione: essa non ha lo scopo di migliorare semplicemente il senso di sé. In effetti, uno dei motivi principali per cui così tante persone vengono coinvolte nella meditazione è perché vogliono usare questa pratica per guarire lo stress e l'ansia indesiderati con cui potrebbero avere a che fare nella vita di tutti i giorni.

Semplifichiamola, va bene? Perché pensi di essere "investito" nella meditazione? Cosa ti rende insicuro o nervoso nell'avviare il tuo programma di meditazione? Prova invece a rispondere: nell'ultima settimana quali sono le cinque cose negative che hanno influenzato il modo in cui agisci, pensi e reagisci? Crea un breve elenco in un foglio o su un bloc-notes. Li hai scritti? Ottimo! Ora chiediti quante volte uno di questi pensieri ti ha controllato la mente. Supponiamo che ti senta infelice al lavoro: quante volte hai pensato di smettere? Molte? Con quale frequenza pensi a quanto vuoi cambiare lavoro? Quasi sempre? Ancora più importante, quante volte hai fatto qualcosa che ti aiuterebbe a cambiare il tuo lavoro, o ti tirerebbe fuori da quell'ambiente di lavoro tossico?

Che tu ti senta pronto o meno ad ammettere i tuoi pensieri ad altre persone, sai esattamente quanto spesso ti senti ossessionato dagli aspetti negativi della tua vita. Ti sei mai chiesto perché non ti senti a tuo agio a dire ad altre persone quante volte ti vengono in mente questi pensieri negativi?

Pensaci: se non ti piace come stai pensando, è probabile che tu sappia già, consapevolmente o inconsciamente, che quello che stai facendo non ti fa bene. Tieni sempre presente che mentre le cose negative continueranno ad accadere nella tua vita, fino a che punto permetti che quella negatività si diffonda nel tuo spazio personale è una decisione che fai costantemente. C'è sempre un modo più produttivo per affrontare i pensieri negativi: se ritieni di essere bloccato in un cattivo lavoro, invece di ossessionarti sulle caratteristiche negative del lavoro, allena la tua mente a concentrarti sulla via d'uscita. Organizza nuovi colloqui di lavoro, prendi in considerazione la possibilità di parlare con il dipartimento risorse umane o con un supervisore. Il punto qui è fare davvero qualcosa di attivo invece di lasciare che le cose ti accadano.

Prendere il controllo della negatività intorno a te è una parte fondamentale per assicurarti di condurre una vita più sana e felice, perché questa negatività è ciò che crea stress e causa ansia nella tua mente; quindi, se vuoi davvero vivere una vita senza stress, più sana e, soprattutto, più felice, bisognerà iniziare trovando un modo per ridurre i livelli di stress e addestrare la tua mente a concentrarsi sulle attività produttive, piuttosto che sui trigger di ansia che hai costruito per te stesso.

Costruire focus e forza d'animo

Gran parte della meditazione si occupa di costruire focus. Mentre la scienza ha chiaramente stabilito che la meditazione può aiutare a migliorare la chiarezza mentale giocando con la plasticità neurale della mente, lo fa anche a un livello più chimico rilasciando ormoni specifici per aiutare a contrastare i livelli di stress.

Quando sei stressato, il tuo corpo rilascia alcuni ormoni per far sapere alla tua mente che è sovraccaricato. Una volta che la tua mente inizia a registrare che sei stressato, il corpo inizia a rilasciare adrenalina perché ha bisogno di più energia per aiutarti a superare questi i tuoi compiti. L'unico problema qui è che l'adrenalina può anche funzionare contro di te. Anche se in teoria l'adrenalina dovrebbe aiutarti a migliorare a svolgere i tuoi compiti sempre meglio; l'adrenalina gioca un ruolo importante nel nostro corpo, ma a meno che non impariamo a controllare lo stress, essa funzionerà contro di noi. Invece di aiutarci a superare i momenti di stress, l'adrenalina eccessiva aumenta l'ansia e moltiplica la nostra reazione allo stress.

Tieni presente che il rilascio di adrenalina nel tuo corpo è una reazione fisica alla paura o al pericolo, o ad una sorta di bisogno disperato immediato. Ora immagina di avere quel livello di pressione su te stesso ogni singolo giorno, perché non sei in grado di distinguere tra una situazione di vita o di morte e una crisi sul posto di lavoro. Il tuo corpo non conosce la differenza.

Ovviamente, è qui che entra in gioco la meditazione. La meditazione ci dà un senso di autostima e potere, in modo che quando affrontiamo una sfida, non andiamo in panico ed entriamo nella modalità "pericolo"; invece, stiamo tranquillamente insegnando a noi stessi a farcela, il che permette al nostro cervello di concentrarsi e sviluppare migliori strategie di coping.

Ti sei mai disintossicato dai social media? Appeni ti svegli controlli le notifiche su Facebook? Una delle prime cose che potresti e dovresti fare è staccare lentamente dal tuo telefono e dalle distrazioni dei social media nei prossimi sette giorni.

La meditazione insegna al tuo cervello a fare esattamente la stessa cosa in termini di argomenti su cui ti stai concentrando. Insegnando lentamente a te stesso a concentrarti sui fattori che desideri, come i risultati positivi, costruisci la tua forza mentale allo stesso tempo. Stai allenando il tuo cervello a non andare in modalità panico alla minima cosa. Allo stesso tempo, stai anche insegnando a te stesso come reagire a quei problemi mentali più piccoli ma persistenti che affronti quotidianamente. Vincere-vincere!

Rilassare la mente

E infine, uno dei meno apprezzati eppure forse uno degli attributi più benefici della meditazione: il rilassamento mentale. Pensaci, quand'è stata l'ultima volta che hai dato una pausa al tuo cervello? Tieni presente che andare in vacanza non conta. Quand'è stata l'ultima volta che ti sei seduto in tranquillità per 15 minuti e non hai fatto assolutamente nulla? Non hai elencato mentalmente i compiti che dovevi fare, non hai preso decisioni su ciò di cui avresti avuto bisogno per cena. Non ti sei preoccupato di dieci cose diverse che ti sono successe oggi; letteralmente non hai fatto niente.

Siamo onesti, probabilmente è passato un bel po' di tempo. Fortunatamente per te, la meditazione è in realtà nota per innescare la risposta di rilassamento nella mente, il che significa che ogni momento che passi a meditare è tempo per il tuo cervello di entrare in uno stato di assoluto rilassamento.

Perché questo è importante? Più il tuo cervello è rilassato, più facile è addormentarsi, gestire i livelli di stress e ridurre l'ansia. Pensalo come il tuo equilibrio emotivo; rilassando il tuo cervello lo stai allenando per mantenere un migliore equilibrio emotivo, che di conseguenza ti consente di diventare un individuo più equilibrato.

Questi sono solo alcuni dei numerosi benefici associati alla meditazione. La meditazione è anche nota per aumentare la gentilezza nelle società e aiutare le persone a diventare più coinvolte nella comunità. Svolge anche un ruolo importante nella lotta contro le dipendenze; gli studi hanno dimostrato che il recupero degli alcolisti in genere va molto meglio quando ricevono una formazione meditativa. Quindi, con tutti i nostri dubbi messi a tacere, l'unica domanda ora è come possiamo farlo, o più precisamente, come ci prepariamo ad essa?

Non preoccuparti, adesso ce ne occuperemo insieme: continua a leggere!

Capitolo 1: Che Cos'è l'Ipnosi?

Queste meditazioni guidate saranno nella voce "io". Ti verrà in mente di immaginare questi pensieri che ti passano per la testa come se fossero i tuoi stessi pensieri. Se vuoi, puoi sempre ascoltarli e ripeterli in seguito ad alta voce o registrare la tua voce per aiutarti a entrare davvero in questo tipo di ipnosi. Assicurati di sederti in un posto comodo e sicuro per ciascuna di queste meditazioni.

La prima sarà fantastica da fare mentre ti prepari per andare a letto. Ti aiuterà a metterti nella giusta mentalità necessaria per diventare davvero assonnato. È un modo rilassante per liberare la mente da pensieri ansiosi che potrebbero essere stati lì tutto il giorno.

La seconda ti aiuterà ad addormentarti ancora più velocemente della prima. Puoi abbinarle perfettamente per una notte di sonno riposante, oppure puoi provarle in momenti diversi per vedere quale funziona meglio per te.

Meditazione per rilassarsi e addormentarsi

Per questa meditazione, assicurati di iniziare concentrandoti sull'entrare in un posto tranquillo e di essere completamente a tuo agio a letto. Assicurati che non ci siano distrazioni in giro e che tu abbia finito tutte le tue routine notturne. Metti il telefono in un luogo che non ti distragga e metti la luce e la musica giuste.

Per entrare in questa meditazione, assicurati di tenere gli occhi chiusi e concentrati solo sull'addormentarti. Per il resto della meditazione, useremo le affermazioni in "Io". Ricordati di pensare a questi pensieri mentre ti vengono in mente come se fossero tuoi. Mentre facciamo il conto alla rovescia da dieci, assicurati di concentrarti sulla respirazione e di rilassare il tuo corpo il più possibile.

Dieci, nove, otto, sette, sei, cinque, quattro, tre, due, uno...

Riesco a sentire il mio corpo diventare sempre più leggero mentre rilasso i muscoli e mi sciolgo nel letto. Posso dire che il mio corpo è stanco e ha bisogno di rilassarsi a questo punto. È importante che mi annidi a letto in modo da poter ottenere meglio il riposo di cui ho bisogno per iniziare la giornata di domani.

Quando inizio a diventare sempre più rilassato, sento che il mio letto si sta trasformando in una nuvola. Ogni respiro che lascio uscire mi fa sentire sempre più rilassato.

L'aria che respiro è energia che mi aiuterà a sentirmi ancora più rilassato. Mentre respiro, sento tutte le cose che mi sono successe oggi, ma mentre respiro, lascio andare questi pensieri e non gli presto più attenzione. Mentre respiro, accetto tutto quello che mi è successo oggi, e mentre respiro, mi lascio andare, sapendo che tenere quei pensieri mi causerà solo più stress.

Ad ogni respiro che lascio uscire, mi sento sempre più leggero. Ad ogni respiro che lascio uscire, mi sento come se affondassi più in profondità tra le nuvole. Ora so che non devo portare tutto il peso che ho provato durante il giorno.

Posso rilassarmi sempre più, lasciandomi galleggiare e diventando più leggero. Ora mi sto allontanando dal mio letto, essendo sollevato come una grande nuvola morbida. Non ho paura di niente che potrei lasciarmi alle spalle. So che va bene andare alla deriva nel cielo e guardare sotto di me.

Mi sto allontanando da tutte le mie responsabilità. Non ho nulla a che fare con loro adesso. Saranno lì quando tornerò. In questo momento, devo solo concentrarmi sulla deriva nel cielo e rilassarmi. L'unica cosa a cui devo pensare è stancarmi di più, sentire la nuvola morbida intorno a me che mi mantiene tranquillo e calmo.

Inizio a galleggiare più in alto e posso vedere le cose che sono sotto di me. Tutto intorno ci sono persone stanche che cercano di addormentarsi proprio come me. Ci sono alcune persone che camminano per strada. Forse stanno per tornare a casa. Ci sono altre persone che guidano. Forse stanno tornando a casa.

Forse queste persone stanno andando al lavoro. Forse hanno delle responsabilità di cui devono occuparsi stasera. Io non lo faccio. Non ho niente di cui preoccuparmi adesso. Ho fatto il mio lavoro per la giornata e non importa cosa mi aspetta domani.

Preoccuparsi delle cose che devo fare più tardi non mi aiuterà a sentirmi meglio ora.

Mi preoccupo troppo di queste cose e mi rende più difficile addormentarmi. Ora so che l'unica cosa di cui devo preoccuparmi è allontanarmi.

Non ho bisogno di preoccuparmi davvero di questo. Non si tratta di una questione urgente. Forse non dormo, ma almeno sto riposando il mio corpo.

Mentre guardo in basso, vedo tutte le persone che non stanno ancora riposando il loro corpo. Potrebbero essere stati a letto, ma hanno scelto di stare fuori fino a tardi. Possono essere alla deriva tra le nuvole, assonnati come me, ma invece sono svegli, rendendo più difficile per sé stessi pensare e funzionare bene per tutta la giornata di domani.

Mi prendo cura della mia salute. Domani farò attenzione nei riguardi di me stesso. Concentrandomi sul relax e sull'addormentarmi, mi assicuro che domani sarà una giornata facile per me. Domani sarò rilassato, perché mi sto assicurando di essere stanco ora.

A volte, è difficile per me addormentarmi perché non passo abbastanza tempo a rilassarmi. Può richiedere un po' più di tempo per rilassarmi completamente, e devo ricordarlo mentre cerco di addormentarmi. Ora sarà più facile per me addormentarmi perché sto prestando particolare attenzione al vero relax.

Riesco a sentire il mio corpo diventare sempre più rilassato mentre regolo il mio respiro. Mentre galleggio sopra la mia nuvola morbida, posso vedere il vento increspare attraverso le foglie degli alberi. Sento quell'aria che soffia tra i capelli, viaggiando senza intoppi nei miei polmoni. Mentre faccio un grande respiro profondo, riesco a sentire come quest'aria mi riempia di così tanto relax. Ho lasciato uscire il vento lentamente e sono diventato un'unica cosa con il mondo che mi circonda. Anche se non tutti dormono, posso ancora sentire la pace e la serenità che esiste in questo bellissimo cielo.

Mentre continuo a far entrare e uscire l'aria dal mio corpo, vado sempre più in alto. Prima di realizzarlo, posso vedere le nuvole intorno a me che creano un ambiente grigio puro. Alcune stelle brillano ancora tra le nuvole e vedo il cielo nero dietro di loro. Mentre guardo in basso, vedo sempre meno mentre sono avvolto all'interno della nuvola.

Dove mi trovo ora, non riesco più a vedere la nuvola su cui sono effettivamente sdraiato. Il punto in cui la mia nuvola iniziale comincia e si finisce non è più facilmente identificabile. A questo punto, sono diventato un'unica cosa con tutte le nuvole.

Sto ancora galleggiando, senza preoccuparmi di quello che sta succedendo sotto di me.

Non c'è niente intorno e sento quel rilassamento in ogni parte del mio corpo. Non è mai stato così facile come adesso rilassarmi completamente e concentrarmi solo su questo momento.

Posso torcere e muovere un po' il mio corpo e questo cambierà dove e come sto viaggiando in tutto il cielo. Tuttavia, non ho piani per dove sto andando. Non importa se vado avanti, indietro, a sinistra o a destra. L'unica cosa che mi interessa è sentire ogni parte del mio corpo rilassarsi.

Solo ora, quando sono tra le nuvole, mi rendo davvero conto di quanta tensione porto in tutto il mio corpo.

Ora che sono qui, con nient'altro che nuvole intorno, mi rendo conto che posso sentirmi sempre così.

Non sono mai stato così stanco prima e ora sono finalmente rilassato in modo da poter dormire una notte piena e profonda.

Più faccio pratica a salire tra le nuvole in questo modo, più facile sarà addormentarsi regolarmente. Posso farlo quando sonnecchio, quando mi sveglio nel cuore della notte o proprio quando cerco di addormentarmi.

Ora capisco quanto sarà importante per me andare avanti per assicurarmi di essere completamente rilassato prima di andare a dormire. Se non sono stanco ma ho bisogno di andare a dormire, può essere più difficile per me allontanarmi.

Se voglio assicurarmi di addormentarmi facilmente e di rimanere addormentato, ho bisogno di rilassare tutto il mio corpo.

La nuvola sta iniziando a scendere ora e capisco cosa significa lasciare completamente andare tutto ciò che provo e riposarmi di più.

La nuvola sta attraversando le strade ora e vedo che così tante persone sono concentrate nel tornare a letto. La mia nuvola si sta muovendo verso casa mia, facendo tutto il lavoro in modo che io possa rimanere il più immobile e calmo possibile. Non devo preoccuparmi di fare altro che addormentarmi completamente.

La mia nuvola mi riporta delicatamente al mio letto. Sento le coperte calde intorno a me e il materasso morbido sotto il mio corpo. Tutto quello che ho passato durante il giorno è finito ora e non devo preoccuparmi di fare nient'altro che allontanarmi. Tutto ciò che mi ha stressato è finito e ciò che mi aspetta domani è al di là di tutto ciò che posso prevedere.

Mentre conto alla rovescia da dieci, sarò in grado di addormentarmi o rimanere abbastanza stanco da passare alla prossima meditazione. Riesco ancora a sentire i miei occhi diventare sempre più pesanti, il mio respiro più lento. Quando raggiungerò l'uno, starò quasi dormendo.

Dieci, nove, otto, sette, sei, cinque, quattro, tre, due, uno...

A volte, la vita ha la brutta tendenza di sembrare come una battaglia costante. Allo stesso modo, come sperimentato da tutti gli esseri viventi, ci sono momenti in cui siamo stanchi e incapaci di affrontare costantemente le cose. È in momenti come questi che siamo tentati di arrenderci all'ignoto, non perché crediamo in una forza maggiore che guida la nostra strada, ma perché qualunque cosa facciamo, sembra che non possiamo fare a meno di cadere costantemente.

È qui che entra in gioco la promozione della forza interiore. Contrariamente all'opinione pubblica, la forza interiore non è qualcosa che è semplicemente dentro di noi, ma viene costantemente costruita e ricostruita nel corso degli anni. Uno dei modi migliori per rafforzare la tua forza interiore in modo da poter superare gli ostacoli tangibili e intangibili che ti sono venuti in mente è insegnare a te stesso come promuovere quella forza interiore e ricostruire il tuo senso di essere in grado di fare qualcosa. Sei pronto?

Guida meditativa per promuovere la forza interiore

Prima di iniziare con la nostra meditazione guidata, tuttavia, è importante assicurarsi di essere nella migliore posizione fisica possibile. La meditazione della forza interiore richiede conforto e solitudine, motivo per cui ti troverai uno spazio tranquillo e sicuro da cui partire. Per questo esercizio specifico, prova a sederti in posizione verticale in modo da mantenere una linea perfetta, dalla parte posteriore del collo alla base della colonna vertebrale. Si consigliano sedie con schienale rigido o superfici forti. Sia il loto, il mezzo loto che la posizione seduta verticale possono essere adottati in base alla tua comodità.

Una volta trovata la tua posizione, guardati intorno e allungati per prima cosa, abbassandoti nella posizione scelta e chiudendo lentamente gli occhi per iniziare. Quando chiudi gli occhi, focalizza la tua attenzione esclusivamente sul respiro, senti il lungo respiro viaggiare attraverso il tuo corpo e senti rilasciare l'aria dai polmoni.

Ora sei pronto per iniziare la tua meditazione.

"Respira profondamente e, mentre lo fai, lascia che i tuoi occhi si chiudino lentamente.

Mentre respiri, puoi sentire l'energia iniziare a fluire attraverso il tuo corpo, attratta attraverso la bocca e poi viaggiare dalla parte superiore della testa alle punte delle dita dei piedi. Una luce viola incandescente di energia sembra fluire attraverso il tuo essere.

Lascia che la schiena si rilassi e inizi lentamente a seguire questa luce guida. Inizia sentendo la forza potente in bocca e poi guardala viaggiare verso il basso fino al tuo Dantien. Il tuo Dantien è il cuore del tuo essere, posizionato a solo un centimetro e mezzo sopra l'ombelico. È qui che la morbida luce viola si irradia in tutto il corpo.

Concentrati sulle spalle; inizia con attenzione permettendo alla spalla sinistra di rilassarsi.

Quando senti la spalla sinistra liberarsi, sposta la tua attenzione sulla spalla destra per fare lo stesso.

Il momento presente ti circonda. Sei sgravato. Tu sei leggero. Comprendi che sei libero dalle incapacità in questo momento.

Non c'è nulla che il momento presente trattenga da te.

Non c'è niente che tu non possa fare in questo momento.

Il momento attuale esiste semplicemente.

Insieme ad esso, troverai un morbido bagliore di forza persistente e debole sullo sfondo.

Questa morbida luce viola è il tuo nucleo: è la tua forza.

Visualizza te stesso con l'occhio della tua mente.

Mentre la luce ti copre, nota che sotto la luce viola, un'energia rossa pulsante sta rivestendo il tuo corpo. Questa è la tua fonte di energia e la tua appassionata capacità di fare tutto ciò che deve essere fatto.

Sei invincibile.

Sei estremamente potente.

Questo potere ronza intorno a te, affonda e esce dal tuo stesso essere per permetterti di fare un passo avanti e sfruttare le tue scelte per le sue infinite capacità.

Respira.

Rilascia.

Sei capace di qualsiasi cosa, e non c'è niente che tu non possa fare.

Raccogli i tuoi dubbi su di te e consegnali a questo essere pulsante e nota che lo spesso rosso intenso che pulsava intorno a te sembra trasformarsi in un colore più morbido.

Una luce blu chiara piove sul tuo io interiore.

Nell'occhio della tua mente, raggiungila e sentila.

Sono raggi di luce positivi e promettenti che vengono irradiati verso di te.

Quando toccano la tua appassionata energia rossa, la tua energia cambia in un colore viola brillante, colore che hai già visto una volta.

Sei forte.

Sei capace.

Come persona, hai già superato grandi ostacoli. Mentalmente, chi sei e cosa hai superato per diventare quello che sei?

Identifica le tue paure e come e perché ti spaventano.

Immagina di superarle.

Respira profondamente.

Rilascia.

Ricorda a te stesso che non c'è niente al mondo e oltre che ti impedisca di avere tutto ciò che vuoi. Sei capace e degno.

Non c'è niente che non puoi fare e non c'è niente che non otterrai.

Il tempo è tuo alleato.

Sei talentuoso e competente.

Le tue abilità sono illimitate.

Hai il dono di ottenere tutto ciò che vuoi e altro ancora.

Concentrati sulla respirazione.

Nota il modo in cui l'aria scorre dalla tua anima.

Inspira.

Rilascia.

Ricorda che oggi sei in grado di raggiungere tutti i tuoi obiettivi. I tuoi obiettivi non sono limitati da eventuali fallimenti che potresti percepire. Sei intero e capace.

Ripeti con la tua anima: Oggi sono forte e capace. Le mie capacità non sono limitate dai miei fallimenti. Il mio futuro è infinito. Io sono infinito.

Inspira attentamente al conteggio di cinque, e mentre espiri, apri lentamente gli occhi e riconosci il tuo io attuale.

Sei forte e capace, e non c'è niente che tu non possa fare. Non ci sono ostacoli che non puoi superare.

Meditazione guidata per migliorare l'insonnia

Uno dei principali problemi di salute mentale affrontati oggi sembra essere la mancanza di sonno causata dall'insonnia. L'insonnia stessa deriva da una varietà di stati di risposta, tra cui spiccano ansia e preoccupazione. Lo stato di ansia porta il tuo corpo a essere messo in costante stato di allerta tutto il giorno, il che fa sì che il corpo si deteriori rapidamente e sia costretto a combattere la stanchezza e le difficoltà respiratorie, poiché l'iperventilazione indebolisce le riserve di forza fisica del corpo. Lo stato di preoccupazione è simile e si traduce in stress fisico nella tua mente, riproducendo le paure o le immagini spiacevoli che hai avuto, che rendono impossibile dormire o riposare. La parte peggiore dello stato di preoccupazione, tuttavia, non è solo che ti impedisce di sentirti a tuo agio, ma piuttosto influisce negativamente sul modo in cui agisci e ti comporti nella tua vita quotidiana. Con ansia e preoccupazione come parte normale della vita, anche l'insonnia tende a seguire. Quindi, affrontiamo la nostra insonnia prima che pianti le sue radici troppo in profondità.

Guida meditativa per l'insonnia

Come prima cosa, prova a usare i primi cinque minuti di questo esercizio per trovare una posizione comoda da cui condurre la meditazione. Tieni presente che a differenza di altre forme di meditazione, la meditazione per l'insonnia non può essere condotta da una posizione seduta, il che significa che ti troverai a letto o in una posizione comoda da cui puoi continuare.

È anche importante tenere presente che le meditazioni dell'insonnia non dovrebbero essere intraprese, ovviamente, durante la guida di qualsiasi forma di veicolo o macchinario pesante. Le luci brillanti forti sono sconsigliate e dovrebbero essere spente per ottenere i migliori risultati.

Dopo queste piccole raccomandazioni, sei pronto per iniziare la tua guida meditativa.

"Respira profondamente tre volte e purifica il tuo corpo dallo stress.

Ogni volta che respiri, trattieni il respiro fino al conteggio di quattro e rilascia lentamente.

Inspira.

Rilascia.

Inspira.

Rilascia.

Inspira.

Rilascia.

Il tuo obiettivo oggi è insegnare a te stesso come addormentarti e rilassarti. Nel corso del tempo, potresti aver dimenticato come addormentarti e come liberare la roccaforte che hai sulla tua incoscienza in modo da poter consentire alla tua mente di ricaricarsi.

Conteremo all'indietro da cinquanta e quando raggiungeremo lo zero, avrai imparato la tua capacità di scivolare in uno stato di incoscienza calma e rilassata.

Inizia chiedendoti perché hai così tanti problemi ad addormentarti. C'è un pensiero specifico che ti preoccupa? C'è un elenco di cose che devi fare? C'è un potenziale risultato per cui sei nervoso? Qualunque cosa stia costantemente occupando la tua mente, voglio che ti prenda un minuto e ti concentri davvero su di essa. Chiediti se c'è qualcosa da fare ora, in questo momento.

Inspira.

Rilascia.

Noterai che nonostante non ci sia nulla da fare in questo momento, la tua coscienza sta avendo difficoltà a rilasciare questo particolare pensiero. Svuota l'occhio della tua mente e apri un foglio di carta bianco. Scrivi mentalmente i problemi e le paure che hai, che rompono costantemente la tua coscienza. Qui, stai scaricando le tue preoccupazioni e paure in modo che non ti pesino più.

Quando hai fatto, chiudi il documento e rinfresca la mente.

Sei libero.

Sei sgravato.

Sei leggero.

I tuoi pensieri e le tue preoccupazioni sono lì e rimarranno lì per tornare domani. Per ora, dovresti concentrarti solo sulla tua coscienza.

Inspira.

Rilascia.

Inspira.

Rilascia.

Inspira.

Rilascia.

Oggi scegli di essere sgravato e senti che quella scelta ti libera dal peso che è sulle tue spalle.

Ricorda che oggi sei libero, non sei legato e non sei incatenato. Hai la capacità di sentire la tensione nel collo e nelle spalle rilasciata lentamente mentre sprofondi comodamente tra le braccia del relax.

Senti il rilassamento andare più in profondità nelle ossa e irradiarsi dalla colonna vertebrale e dalle costole alle dita dei piedi. Ogni parte del tuo corpo sta rilasciando energia e, mentre continui a rilasciarla lentamente, stai permettendo alla comoda culla del sonno di cullarti in una pausa melodica.

Ripeti quanto segue con la tua anima: Oggi scelgo il relax. Il mio obiettivo oggi è liberare la tensione dal mio corpo e liberarmi da ogni forma di consapevolezza.

Stai cadendo sempre più in profondità nella tua incoscienza.

Inspira.

Rilascia.

Inspira.

Rilascia.

Inspira.

Rilascia.

Capitolo 2: Principi per l'Autoipnosi per il Sonno

Per questa meditazione, assicurati di essere abbastanza rilassato da addormentarti. Alla fine ti addormenterai immediatamente, quindi devi assicurarti di essere in un posto sicuro e confortevole. Un ambiente buio è preferibile, ma se preferisci dormire con una luce, assicurati che sia fioca.

Mentre conto da dieci, inizia a lasciare che il tuo corpo si senta libero e concentrati sull'ascolto dei pensieri che dico come se fossero i tuoi.

Dieci, nove, otto, sette, sei, cinque, quattro, tre, due, uno...

Mi sento sempre più rilassato in questo momento.

Non c'è niente intorno a me.

Sono solo e va bene.

Non vedo altro che buio e oscurità.

Quando un'immagine inizia a bruciare nella mia visione, la dissolvo rapidamente.

Inizio a focalizzarmi sul nulla. Non mi vengono in mente pensieri del giorno precedente.

Ogni volta che inizio a pensare a qualcosa che mi causa stress, mi concentro solo sul nulla. Non c'è niente su cui concentrarmi, ma questo è abbastanza per tenermi distratto da tutto ciò che potrebbe tenermi sveglio.

Quando un'immagine brucia di nuovo nella mia visione, la respingo immediatamente.

Non ci sono immagini che vedrò che mi manterranno distratto abbastanza a lungo.

La mia visione sta cercando di fare qualcosa davanti a me, ma è così che funzionano i miei occhi. Sono così stanchi ora, devo tenere le palpebre chiuse per addormentarmi.

Durante il giorno, i miei occhi guardano cose diverse intorno a me. A volte devo strizzare gli occhi per vedere le cose in lontananza mentre altre cose sono in bella vista.

A volte guardo oltre le cose che non voglio vedere, e altre volte sposto rapidamente la mia visione quando sto sbirciando e non voglio che gli altri lo sappiano.

I miei occhi sono stanchi ora, quindi ho bisogno di riposarli.

Ho ancora così tanto da vedere mentre proseguo la mia giornata. Non ho bisogno di vedere niente adesso. Devo tenere questi occhi concentrati sul ringiovanimento.

I miei occhi sono fatti per la giornata, proprio come la mia mente. Quando comincio a pensare a cosa fare domani, spingo via questo pensiero.

Niente che incontrerò è qualcosa di cui devo essere stressato in questo momento.

Sono preparato.

Sono pronto.

Vincerò e ci riuscirò.

In questo momento, devo solo concentrarmi sul sonno profondo.

Anche se riesco a sentire alcune cose sullo sfondo, è tutto silenzioso nella mia mente.

Non sento altro che quello che sta succedendo intorno a me in questo momento.

Ogni suono è ciò che mi spinge sempre più a dormire. È probabilmente una ninna nanna per pianoforte che lentamente mi culla in uno stupore sonnolento.

Sento il nulla in tutto il mio corpo. La mancanza di vista e suono e tutto il resto intorno a me mi fa sentire molto più leggero.

Quando il mio corpo è libero, la mia mente è libera.

Quando la mia mente è libera, il mio corpo è libero.

Quando posso essere rilassato, sarà molto più facile addormentarmi.

Non avrò nemmeno incubi o altri sogni vividi a tenermi sveglio. Non ci sarà nulla che mi impedirà di andare a dormire, e avrò esattamente la giusta quantità di sonno.

Ora mi rendo conto che non c'è niente intorno a me. Tutto è nero. Tutto è buio. Tutto è lontano. Questo non mi spaventa. Anzi, questo mi riempie di pace. Questo mi ricorda che non ho nulla di cui preoccuparmi. Non ho niente a cui pensare. Non ho niente da che fare.

L'unica cosa su cui devo concentrarmi in questo momento sono io stesso. Sono concentrato sul mio respiro.

Sono stanco e inizio ad addormentarmi. Questo è esattamente ciò di cui il mio corpo ha bisogno. Questo nulla, questo stato nero dello spazio è la soluzione perfetta al mio bisogno di un sonno più profondo. Questo è ciò che mi avvicinerà ad essere ringiovanito e rinfrescato domani.

Non sento nulla sopra di me, accanto a me, sotto di me, o intorno a me. Siamo solo io e la mia mente.

Riesco a sentire i miei occhi, riesco a sentire il respiro e riesco a sentire la mia testa. Tutto questo è in un perfetto stato di relax, aiutandomi a concentrarmi su ciò che è più importante di qualsiasi altra cosa in questo mondo in questo momento: addormentarmi.

Poiché nulla mi circonda, divento più consapevole del mio respiro. Sento che l'aria mi riempie i polmoni ed esce attraverso il mio corpo. L'aria è sempre intorno a me. Questo mi calmerà sempre. L'unica cosa di cui ho bisogno è l'aria. Che stia cercando di svegliarmi o addormentarmi più velocemente, l'aria è ciò che mi aiuterà. È il ritmo del mio corpo. Quando respiro, sto creando qualcosa. Creo la vita dentro di me.

Ora riesco a sentire l'aria entrare nel mio corpo. Arriva lentamente mentre comincio ad addormentarmi.

Anche se sto cercando di dormire più a fondo, devo assicurarmi che il mio respiro sia giusto. Se mi addormento senza regolare la respirazione, questo può impedirmi di dormire profondamente.

Respiro per cinque secondi mentre sento l'aria entrare nel mio corpo. Espiro per altri cinque secondi quando esce fuori.

Inspira. Uno, due, tre, quattro, cinque.

Lo tengo per un momento, sentendo che diffonde il rilassamento dal petto alle dita delle mani e fino alle dita dei piedi.

Espira per uno, due, tre, quattro, cinque.

Continuo a farlo e ogni volta il mio respiro diventa sempre più lento. Questo mi aiuta a rilassarmi, diventare calmo e sentire il mio corpo diventare aria stessa.

Non sono una persona che ha bisogno di lavorare in questo momento. Non sono una persona che deve essere ansiosa in questo momento. Non sono una persona che deve essere sveglia in questo momento.

Devo andare a dormire.

Il respiro, gli occhi, la mente e tutto il resto intorno a me mi aiuteranno ad addormentarmi.

Sto facendo esattamente quello che deve essere fatto in questo momento e questo mi aiuterà a dormire bene la notte.

Mi concentro solo sul dare al mio corpo esattamente ciò di cui ha bisogno per passare al domani.

Posso passare la notte a preoccuparmi, sognando il futuro e la mia mattinata ansiosa. Tuttavia, niente di tutto ciò mi aiuterà a fare meglio domani.

Ciò che sarà più vantaggioso per me include dormire bene la notte e ripotenziare la forza del mio corpo per ciò che verrà domani.

Riesco a sentire i miei occhi diventare più pesanti e il mio respiro rallentare.

Non c'è ancora niente intorno a me, e questo non mi spaventa. Non c'è nessuno che mi farà del male, e nemmeno un'anima disturberà il mio sonno pacifico.

Non sono né sopra né sotto.

Sono l'aria che esiste ovunque.

Sto andando alla deriva nel sonno notturno in cui si trovano tutti gli altri in questo momento.

L'unica cosa che conta è che riesco a sentire questo dormire profondamente.

La più grande preoccupazione che ho in questo momento è addormentarmi. Anche se all'inizio non cado in un sonno pesante, va bene.

Sto rilassando il mio corpo, dandogli il riposo di cui ha bisogno per farmi andare avanti per tutto la giornata.

Quando dormo bene, anche tutto il resto funziona bene. Anche se mi addormento troppo tardi, qualsiasi sonno è meglio di niente. Quando mi concentro sul sonno profondo, mi aiuta a ottenere il massimo dal mio tempo mentre sono sdraiato incosciente.

Sento ancora il mio corpo espandersi nello spazio buio intorno a me, e la mia visione diventa sempre più profonda. Ogni volta che qualcosa mi passa per la testa, la lascio andare alla deriva senza pensarci due volte.

Se sento che c'è qualcosa di cui aver paura, mi ricordo che non ce n'è bisogno.

Sono al sicuro.

Sono concentrato.

Non sono ansioso.

Non sono stressato.

Ogni volta che qualcosa entra nella mia visione e vuole prendere l'energia della mia mente, la spingo fuori.

Tutto ciò che mi circonda si dissolve nel buio. È lì che sto andando adesso. Nel buio. Non si può tornare indietro per oggi. Mi sveglierò domani, pronto e pieno di energia.

Mentre conto da venti, continuo a inspirare per cinque secondi e ad espirare per altri cinque.

Capitolo 3: Tecniche di Induzione per l'Autoipnosi

A questo punto del libro, ti invito a sentiti il più a tuo agio possibile nel tuo letto. Si prega di spegnere tutte le luci e mettere via le distrazioni. Hai già avuto una dura giornata di lavoro. Pensa solo a dormire bene per tutta la notte come ricompensa per aver lavorato così duramente.

Com'è andata oggi? Sei stato produttivo? Come ti senti?

Voglio che pensi a queste domande mentre ti accomodi a letto. Delicatamente ti infili sotto le coperte e iniziamo il nostro viaggio. Sei pronto?

Inspira profondamente. Trattieni quel respiro per un momento e poi lascialo andare.

Per iniziare, ti guiderò attraverso uno script di induzione per l'auto-ipnosi. Permettendoti di scivolare in questo stato d'animo, ti aiuterà a lasciarti andare e alleviare lo stress che potresti trattenere, anche se è nel tuo subconscio. Ti aiuterò ad attingere a queste emozioni in modo che tu possa lasciarle andare e dormire come non hai mai fatto prima.

Tutti noi siamo stressati. Onestamente, chi può dormire bene quando è preoccupato? In questo stato d'animo, probabilmente ti senti troppo teso per pensare anche solo a dormire. Quando sei stressato, le ghiandole surrenali rilasciano adrenalina e cortisolo. Entrambi questi ormoni ti tengono sveglio e ti impediscono di addormentarti.

Nello script da seguire, andremo oltre lasciando andare le tue preoccupazioni, anche se è solo per la notte. Ora sei in un posto sicuro. Tutto quello che devi fare può aspettare fino a domani. È importante che ti prendi questo tempo per te stesso. Prima o poi tutti abbiamo bisogno di una pausa dalle nostre responsabilità. Ti invito ora a fare un altro respiro profondo in modo da poterti concentrare su ciò che è importante in questo momento: dormire.

Per cominciare, vorrei che chiudessi gli occhi dolcemente. Mentre lo fai, muoviti leggermente fino a quando il tuo corpo non si sente a suo agio nel tuo letto.

Quando trovi la tua posizione più comoda, è il momento di iniziare a respirare. Mentre ti concentri sul respiro, ricordati di respirare lentamente e profondamente. Senti come l'aria riempie i polmoni e rilasciala in modo confortevole. Senti come il tuo corpo si rilassa ulteriormente sotto le lenzuola. Inizi a sentire un bagliore caldo, che avvolge tutto il tuo corpo in una coperta confortevole.

Prima di lasciarti andare in uno stato ipnotico profondo, ascolta attentamente le parole che sto dicendo in questo momento. Tutto accadrà automaticamente.

In questo momento, non c'è nulla su cui devi concentrarti. Non avrai alcun controllo su ciò che accadrà dopo durante nostra sessione. Ma ti sta bene. In questo momento, sei caldo e al sicuro. Stai preparando il tuo corpo per un'intera notte di riposo e lasciando andare qualsiasi pensiero tu possa avere. Non c'è bisogno di pensare al futuro o al passato. L'unica cosa che conta in questo momento è il tuo comfort, il tuo respiro e l'incredibile sonno che stai per sperimentare.

Ora senti come i muscoli intorno agli occhi iniziano a rilassarsi. Ti invito a continuare a respirare profondamente e a portare la tua attenzione ai tuoi occhi. Iniziano a sentirsi pesanti e rilassati. I tuoi occhi hanno lavorato sodo per te oggi. Hanno guardato mentre lavoravi, ti hanno tenuto al sicuro mentre andavi in giro e hanno mostrato ad altre persone che prestavi attenzione a loro mentre parlavano. Ringrazia subito i tuoi occhi e permetti loro di riposare per la notte in modo che siano preparati per domani.

Il tuo respiro sta arrivando facilmente e liberamente ora. Presto entrerai in una trance ipnotica senza sforzo. Questa trance sarà profonda, pacifica e sicura. Non c'è niente da fare per la tua mente cosciente in questo momento. Non ci sono attività che devi completare. Lascia che il tuo subconscio prenda il controllo e faccia il lavoro per te.

Questa trance arriverà automaticamente. Presto ti sentirai come se stessi sognando. Rilassati e cedi alla mia voce.

Tutto quello su cui devi concentrarti è la mia voce. Stai andando meravigliosamente. Senza rendertene conto, hai già cambiato la frequenza respiratoria. Stai respirando facilmente e liberamente. Non ci sono pensieri coinvolti. Il tuo corpo sa esattamente cosa devi fare e puoi rilassarti ulteriormente nella tua mente subconscia.

Ora cominci a mostrare segni di deriva in questa pacifica trance ipnotica. Ti invito a goderti le sensazioni mentre il tuo subconscio prende il sopravvento e ad ascoltare le parole che ti sto dicendo. Sta lentamente diventando meno importante per te ascoltarmi. Il tuo subconscio ascolta, anche quando comincio a sussurrare.

Ti stai allontanando sempre di più. Stai diventando più rilassato e più comodo. In questo momento, niente ti disturba. La tua mente interiore mi sta ascoltando e stai iniziando a capire che non sei interessato a scivolare in una profonda trance.

Questo stato di pace ti consente di sentirti a tuo agio e rilassato. Essere ipnotizzati è divertente. Comincia a sembrare naturale. Ogni volta che ti ipnotizzo, diventa più divertente della volta precedente.

Ti godrai queste sensazioni. Ti senti a tuo agio. Sei tranquillo. Sei completamente calmo.

Man mano che avanziamo attraverso gli esercizi rilassanti, imparerai qualcosa di nuovo su di te. Stai lavorando delicatamente per sviluppare le tue tecniche di sonno senza nemmeno sapere che lo stai facendo in primo luogo.

Al conteggio di tre, scivolerai completamente nel tuo stato subconscio. Quando dico il numero tre, il tuo cervello prenderà il controllo e ti troverai nella foresta. Questa foresta è tranquilla, calma e serena. È sicura e confortevole, proprio come il tuo letto in questo momento.

Mentre inspiri, cerca di portare più ossigeno nel tuo corpo con respiri piacevoli e profondi. Mentre espiri, senti come il tuo corpo si rilassa sempre di più nel letto. Respirare è facile e piacevole per te. Mentre continui a concentrarti sul tuo respiro, diventi più pacifico e calmo senza nemmeno rendertene conto.

Mentre continuiamo, non ti importa quanto sei rilassato. Sei felice e dell'umore giusto. Non hai cura del mondo. Il tuo subconscio è sempre consapevole delle parole che ti sto dicendo. Man mano che andiamo avanti, diventa meno importante per te ascoltare la mia voce.

La tua mente interiore sta ricevendo tutto quello che ti dico. La tua mente cosciente è rilassata e pacifica. Mentre trovi la tua tranquillità, inizieremo ad esplorare insieme questa foresta in cui ti trovi.

Ora, voglio che immagini di essere sdraiato vicino a un ruscello in questa bellissima e tranquilla foresta. È una giornata estiva soleggiata e calda. Mentre ti sdrai comodamente sull'erba accanto a questo ruscello, senti una brezza calda, che ti muove delicatamente i capelli. Inspira profondamente e sperimenta quanto sia fresca e pulita quest'aria. Inspira di nuovo ed espira. Ascolta attentamente il ruscello scorrere accanto a te.

Sta diventando sempre meno importante per te ascoltarmi. Il tuo subconscio prende piede e ascolta tutto quello che sto dicendo. Tutto quello che devi fare è goderti la bellissima natura che ti circonda. La luce del sole splende attraverso gli alberi e ti bacia delicatamente la pelle. Gli uccelli iniziano a cantare una melodia allegra. Sorridi, sentendoti diventare un tutt'uno con la natura.

Ogni volta che respiri, voglio immaginare che tutto il tuo corpo si rilassi di più. Stai diventando più a tuo agio. Mentre lo fai, voglio che inizi a usare la tua immaginazione. Sei sdraiato sull'erba. Si trova in un prato verde con il sole che splende su di te. Il sole non scotta, ma è di un caldo confortevole.

Immagina che ci siano fiori che sbocciano ovunque intorno a te. Guarda come i fiori si muovono delicatamente nella brezza. I loro profumi arrivano al tuo naso mentre inspiri profondamente ed espiri.

Quando sei pronto, voglio che immagini di iniziare a alzarti in piedi. Mentre lo fai, guardi dolcemente sopra la spalla sinistra e vedi una montagna vicino al bordo del bellissimo prato. Decidi tu che vorresti fare un viaggio in cima alla montagna per vedere questa bellissima vista da un'angolazione diversa.

Quando inizi a camminare, segui il ruscello. Immagina di chinarti delicatamente e posizionare la mano sull'acqua fresca e impetuosa. Mentre guardi l'acqua, immagina quanto essa sia pulita e fresca. Il ruscello scorre senza intoppi attraverso le dita e ti rilassa.

Quando sarai pronto, ci dirigeremo verso la montagna. Man mano che ti avvicini alla montagna, gli uccelli iniziano a cinguettare. Inspira profondamente e immagina l'odore dei pini intorno a te. Presto, inizi a scalare la montagna a un ritmo confortevole.

Ti stai godendo il viaggio. È meraviglioso stare in mezzo a questa bellissima natura, prendendo in considerazione tutti i panorami e i vari suoni. Ora sei già a metà della montagna. Il prato diventa più piccolo mentre sali più in alto, ma non hai paura. La scena è bellissima da quassù, e sei felice in questo momento.

Mentre raggiungi la cima, fai un respiro profondo e concediti una pacca sulla schiena per il tuo grande risultato. Dai un'occhiata al prato e vedi quanto sono piccoli gli alberi.

La brezza soffia delicatamente tra i tuoi capelli e il sole continua a risplendere sulla tua testa. Immagina di sederti in cima alla montagna. Chiudi gli occhi nell'occhio della tua mente e prenditi qualche istante per apprezzare questa natura. Desideri poter essere sempre così rilassato.

Quando prenderai in mano la tua vita, sarai in grado di farlo. Ecco perché siamo qui. Certo, potresti essere qui perché vuoi dormire, ma non puoi davvero farlo a meno che non impari a lasciar andare il tuo stress. Attraverso la meditazione guidata e gli esercizi all'interno di questo libro, imparerai come diventare una versione migliore di te stesso. Sono qui per aiutarti in ogni fase del percorso. Presto, lavoreremo per approfondire la tua trance. Ricorda che sei al sicuro e felice di essere qui.

Capitolo 4: Ipnosi Prima di Andare a Letto

Per immergerci più a fondo nel tuo subconscio, aspetterò che ti rilassi il più possibile. Nei prossimi minuti, proveremo un esercizio di rilassamento muscolare. Mentre menziono un'area, ti invito a concentrarti sulla zona, in modo che tu possa contrarla e rilassarla. Quando ti dico di contrarre un'area, questo non dovrebbe causarti dolore. Se in qualsiasi momento senti disagio, fermati o cerca di alleviare la tensione nella zona.

Quando sei pronto, fai un respiro profondo. Inspira... espira... e inizieremo.

Come prima cosa, inizieremo dal collo e dalle spalle.

Per iniziare, prova ad alzare le spalle verso le orecchie. Mentre lo fai, sentirai i muscoli del collo e delle spalle iniziare a contrarsi sempre più. Senti la tensione, dove aumenta, e poi rilasciala. Lascia che le spalle tornino nella loro posizione normale. Le spalle e il collo dovrebbero sentirsi a proprio agio. In caso contrario, riprova fino a quando non senti i muscoli rilasciare la tensione e rilassarsi.

Ricorda di respirare durante questo processo. inspira... ed espira. Bene. Ora ci sposteremo sulle tue mani.

Voglio che stringa entrambe le mani nei pugni. Le tue mani sono palle molto strette. Puoi provare a fingere di spremere una palla di gomma. Tieni questa palla tra le mani e senti come la tensione inizia ad aumentare prima nelle tue mani e si sposta delicatamente agli avambracci.

Quando senti la pressione, libera le mani. Scuotile delicatamente e sbarazzati di qualsiasi tensione. Come senti le mani adesso? Dovresti sentirle molto più rilassate.

Con il collo e le mani rilassati, spostiamo l'attenzione sulla fronte. I nostri volti fanno molte attività per noi durante il giorno. Le nostre espressioni facciali ci permettono di dire alle persone quando siamo felici, tristi o stressati. Voglio che alzi le sopracciglia. Senti come i muscoli della fronte iniziano a contrarsi mantenendo quella posizione. Ora, prova ad abbassare le sopracciglia e stringere gli occhi. Tienili stretti per qualche istante e poi rilascia.

Nota quanto si sente rilassata e morbida la fronte ora che hai liberato la tensione. Le palpebre poggiano delicatamente sugli occhi e ti senti di nuovo a tuo agio. Quando sei pronto, inspira... ed espira... ora sposta la tua attenzione alla mascella.

Se puoi, chiudi saldamente la bocca. Senti come percepisci la mascella mentre la chiudi. Le tue labbra sono tese sui denti e la tensione si accumula nella mascella. Prenditi un momento per notare come ci si sente, quindi rilassa la mascella. Lascia che la tua bocca cada rilassata e sciolta. Libera ogni tensione e senti quanto sia meravigliosa e leggera la tua testa.

Per completare il tuo relax, ora vedremo la respirazione profonda. La respirazione profonda è una pratica eccellente in quanto può aiutare a curare qualsiasi stress o ansia che potresti provare in un determinato momento. Mentre respiri, ricordi al tuo corpo che questo è un fondo per la tua sopravvivenza. Ogni volta che siamo stressati, potresti non notarlo, ma i nostri schemi respiratori cambiano. Questo è il tentativo del tuo corpo di sopravvivere all'attività fisica.

Mentre è utile in situazioni reali e pericolose, non ti aiuterà se sei preoccupato per qualcosa che non ti è di pericolo immediato. Quando il nostro respiro diventa rapido, diventa anche superficiale. Respiri brevi e superficiali possono farti sentire come se non riuscissi a riprendere fiato. Questo perché non stai respirando correttamente.

Quando non respiriamo correttamente, i polmoni si riempiono di aria stantia e vecchia. Questo non è utile in quanto la nuova aria non è in grado di entrare. In questo senso, hai bisogno di ossigeno per riempirti di energia positiva. Le corrette tecniche di respirazione ti aiuteranno in diversi modi, dal relax al lasciar andare lo stress. Quando impari a respirare correttamente, puoi interrompere il ciclo negativo e avere la capacità di calmare il tuo corpo in circostanze stressanti.

Se ti ritrovi a respirare troppo velocemente, potresti causare formicolio, intorpidimento o persino vertigini.

La cura qui è imparare a rallentare la respirazione. Concentrati sul mantenere il respiro profondo e pieno.

Ora farò un esercizio di respirazione con te. Prima di iniziare, voglio che tu prenda nota di come stai respirando in questo momento. Hai i polmoni pieni? Ti senti come se ci fosse aria vecchia incastrata lì dentro? I tuoi respiri sono veloci o lunghi?

Quando sei pronto, voglio che respiri lentamente e conti fino a quattro... ci fermeremo e conteremo fino a tre... e poi si espira al conteggio di cinque. Pronto?

Meraviglioso, proviamolo ancora un paio di volte. Cerca di concentrarti su ogni fase del tuo respiro. Fidati del ritmo naturale della respirazione per alleviare qualsiasi ansia o stress a cui potresti aggrapparti.

Con il respiro in mente, è giunto il momento di cedere completamente al relax. È tempo di assicurarsi che il tuo corpo e la tua mente siano entrambi pronti per la sessione. Ora, voglio che tu ripeta dopo di me, e poi inizieremo.

Sto delicatamente andando in uno stato di totale rilassamento.

(Pausa)

In questo momento, il mio corpo e la mia mente sono entrambi rilassanti.

(Pausa)

Sto andando sempre più in profondità. Mi sto rilassando sempre più in profondità.

(Pausa)

Ogni muscolo del mio corpo è rilassato. Mi sento tranquillo. Tutto intorno a me è tranquillo.

(Pausa)

Meraviglioso. Ora, conterò dal numero uno al numero dieci. Quando raggiungerò il dieci, tutto il tuo corpo sarà rilassato. Sarai al sicuro e completamente calmo nella tua mente e nell'anima. Quando sei pronto, fai un respiro profondo, espira e inizieremo.

Uno... senti come tutti i muscoli del viso iniziano a rilassarsi. Stai liberando la tensione dalla fronte. I muscoli intorno agli occhi si ammorbidiscono. Lascia che la mascella si allenti. La tua faccia è stata attiva tutto il giorno. Questo momento è il momento di riposare.

Due... i muscoli del collo iniziano a sciogliersi. Si stanno allentando e rilassando. Il tuo collo ha lavorato tutto il giorno per tenere la testa dritta. Senti mentre i muscoli si rilassano e si sciolgono sul cuscino e nel letto. Possono finalmente riposarsi per un altro giorno.

Tre... senti come le spalle si rilassino ulteriormente nel letto. Se c'è tensione, scuotile delicatamente e lasciale cadere dalle orecchie. Molti di noi tengono le spalle rigide durante il giorno.

Lo facciamo inconsciamente quando abbiamo paura, quando siamo stressati o abbiamo anche solo freddo. Lascia che le tue spalle si rilassino completamente e sentile cadere pacificamente sul letto senza curarti nel mondo.

Quattro... delicatamente porta la tua attenzione alle mani. Finalmente hanno concluso la giornata. Tenevano il tuo cibo, digitato sul tuo computer e tenevano la persona amata. Ora sono libere da qualsiasi responsabilità. Rilassa le mani. Lascia che le tue dita cadano dai pugni e permetti loro di riposare ovunque si trovino in questo momento.

Cinque... il resto del corpo inizia a riposare, mentre i muscoli del torace si rilassano. Seguono l'esempio del collo e delle spalle. Concentrati sui polmoni all'interno del torace. Il respiro arriva facilmente e naturalmente. Ogni volta che respiri, ti senti più rilassato nella tua meditazione. Pacificamente, ringrazia i tuoi polmoni per aver fatto un lavoro così meraviglioso per supportarti.

Sei... immagina che i muscoli della schiena inizino ad allentarsi. Mentre ti sdrai a letto, sono finalmente in grado di rilassarsi. Hanno lavorato sodo tutto il giorno per tenerti in posizione verticale e ti hanno supportato quando ne avevi più bisogno. Ora possono rilassarsi e godersi una buona notte di riposo. Senti come la schiena e i muscoli della parte bassa della schiena lasciano andare qualsiasi tensione finale.

Sette... ora i muscoli dello stomaco si rilassano. Se fossi stato stressato oggi, potresti aver sentito molta tensione allo stomaco. Questo è il motivo per cui usiamo l'espressione "farfalle nello stomaco" o "Mi sono sentito male con lo stomaco". Ci sono molte connessioni tra la nostra psiche e il nostro stomaco. In questo momento, non hai preoccupazioni. Il tuo stomaco può rilassarsi e riposare per la notte.

Otto… senti i muscoli dei glutei iniziare a rilassarsi. Questa è una posizione in cui molti di noi non trascorrono molto tempo a pensare. Senti come i muscoli si allentano e si rilassano. Il gluteo affonda più in profondità nel letto e ti senti ancora più a tuo agio mentre il tuo corpo si prepara per una notte riposante.

Nove… la parte superiore delle cosce è rilassata. Le tue gambe fanno così tanto lavoro durante il giorno. Ti permettono di camminare da un posto all'altro e supportarti. Rilascia delicatamente qualsiasi tensione costruita nelle gambe e immaginale affondare più in profondità e più comode nel letto.

Dieci… infine, senti come i muscoli della parte inferiore della gamba si stiano rilassando. I tuoi piedi lasciano andare ogni tensione e sei completamente a tuo agio. Non c'è un solo punto nel tuo corpo che trattiene la tensione. Ti senti a tuo agio, al sicuro e in pace.

Ora sei in uno stato di totale e profondo rilassamento. Dalla parte superiore della testa alla punta delle dita dei piedi, sei totalmente rilassato. Ti senti sempre meglio. Sei pronto a concentrarti sul sonno al conteggio di tre.

Uno...

Due...

Tre...

Capitolo 5: Consapevolezza ad Addormentarsi

Se senti una di queste aree tesa, focalizzati per concentrare la tua attenzione qui. Inspirare... ed espirare... scegli di rilassarti e ammorbidire queste aree. Mentre respiri, immagina l'aria che porta totale relax in queste aree e lascia che la tensione lasci il tuo corpo. Ti invito a continuare questo schema fino a quando il tuo respiro non diventa di nuovo profondo e lento.

Nota come il tuo corpo è diventato più rilassato di prima. Senti i tuoi muscoli affondare nel letto mentre ti rilassi sempre di più. La tua mascella si sta allentando. La tua bocca sta riposando e i denti sono leggermente separati. Ora, il tuo collo si rilassa e le tue spalle cadono. Lascia che ciò accada e lascia che i tuoi muscoli diventino morbidi.

Voglio che torni nel tuo posto sicuro. Immagina che questo posto sia spazioso, confortevole e pieno di una luce positiva. In questo posto, non hai nulla di cui preoccuparti e hai tutto il tempo del mondo per concentrarti su te stesso.

In questo posto sicuro, voglio che immagini il sole che splende. La luce ti riempie di emozioni calde e positive. Ci sono finestre dove puoi vedere la bellissima natura all'esterno. Il tuo spazio può essere ovunque tu voglia che sia. Può essere in montagna, al mare o forse anche su un campo da golf.

Riporta la concentrazione nel tuo posto sicuro. Immagina quanto sia calda e confortevole questo spazio. Cammina verso il comodo letto e immagina quanto sia meraviglioso affondare nelle lenzuola. Il sole splende su di te e ti senti rilassato e caldo. Il letto è così morbido e ti senti così tranquillo in questo momento.

Nota come questi pensieri pacifici inizino a riempirti la mente. Stanno riempiendo la tua coscienza e sono chiari. Tutti gli altri pensieri che hai avuto prima si stanno allontanando. La tua mente sta cadendo in un posto positivo mentre ti senti alla deriva. Lo spazio intorno a te è sicuro, tranquillo e bello.

Qualsiasi altro pensiero che hai in questo momento passa attraverso la tua mente e va alla deriva, proprio come nuvole alla deriva. Lascia che questi pensieri passino senza giudizio. Non ha senso soffermarsi su di loro quando ci si trova in un posto così sicuro. Tutto quello che hai in questo momento è pace e tranquillità.

Ogni volta che sorge un pensiero preoccupante, rivolgi la tua attenzione al tuo posto sicuro. In questa posizione puoi sbarazzarti dello stress che potresti avere su base giornaliera. Sei qui per rilassarti e goderti questo momento. Non c'è niente che possa disturbarti. Qui sei libero da stress e responsabilità.

Quando sei pronto, senti che il tuo corpo inizia ad andare alla deriva per dormire. Inizi a scivolare sempre più in profondità nella terra dei sogni. Mentre senti la tua attenzione alla deriva, stai diventando più assonnato, ma hai scelto di concentrarti sul contare con me. Man mano che contiamo, diventerai più rilassato quando ogni numero passa.

Ora faremo qualche respiro, e poi conterò dal numero uno al numero dieci. Mentre ti rilassi, la tua mente si allontanerà verso un sonno profondo e rinfrescante. Sei pronto?

Inspira... Uno... Due... Tre... e fuori... Due... Tre.

Inspira... Uno... Due... Tre... e fuori... Due... Tre.

Inspira... Uno... Due... Tre... e fuori... Due... Tre.

Meraviglioso. Ora conta lentamente con me... Uno... rivolgiamo la nostra attenzione al numero uno...

Due... ti senti più rilassato... sei calmo e tranquillo... stai andando sempre più in profondità verso una meravigliosa notte di riposo.

Tre... senti delicatamente come tutta la tensione lascia il tuo corpo. Non c'è altro che totale relax che riempie la mente e il corpo. In questo momento, il tuo unico obiettivo è contare silenziosamente i numeri con me.

Quattro... immagina il numero negli occhi della tua mente. Ti senti ancora più rilassato e pacifico. Le gambe e le braccia stanno cadendo piacevolmente e sono pesanti. Sei così rilassato. Il tuo corpo è pronto per dormire.

Cinque... stai andando alla deriva più in profondità. Il sonno inizia a sopraffarti. Sei in pace. Sei al sicuro. Sei caldo e confortevole.

Sei... così rilassato... alla deriva lentamente...

Sette... la mente e il corpo sono completamente in pace. Non ti senti così calmo da un po' di tempo...

Otto... tutto è piacevole. Il tuo corpo si sente pesante con il sonno.

Nove... lascia che la tua mente si allontani... tutto galleggia e si rilassa... le palpebre si sentono a proprio agio e pesanti... la tua mente cede al pensiero del sonno.

Dieci... sei completamente rilassato e in pace... presto, sprofonderai in un sonno profondo e confortevole.

Ora che sei pronto a dormire, conterò dal numero uno al numero cinque. Voglio solo che tu ascolti gentilmente le parole che sto dicendo. Quando dico numero cinque, andrai alla deriva dall'ipnosi e dormirai comodamente per tutta la notte.

Al mattino, ti sveglierai sentendoti ben riposato e senza stress. Hai lavorato su molte abilità straordinarie durante questa sessione. Dovresti essere orgoglioso del duro lavoro che hai svolto. Ora è il momento di dormire, così puoi svegliarti la mattina sentendoti rinfrescato.

Capitolo 6: Affermazioni Positive per un Sonno Migliore

Un'affermazione è una dichiarazione affermativa che fai a te stesso per ribadire l'importanza di un'idea. Durante il giorno, potresti pensare a dichiarazioni negative che convalidano la tua prospettiva. Queste possono includere cose come "Non sono abbastanza bravo" o "Niente sta andando bene nella mia vita". Queste affermazioni non sono necessariamente l'intera verità, ma possono avere un certo peso che può aiutare a consolidare una determinata prospettiva.

Queste affermazioni ti aiuteranno a concentrarti su ciò che è più importante e ricorderanno le idee di cui hai bisogno per dormire meglio la notte possibile. Ripetile a te stesso, scrivile e prendi appunti in casa tua, o ricordale nella tua mente quando ne hai più bisogno.

Affermazioni per addormentarti e rimanere addormentato

Il modo migliore per includere queste affermazioni nella tua vita è ripeterle ogni giorno. Aiuteranno a riprogrammare il tuo cervello per pensare in modo più positivo piuttosto che ai modi negativi in cui potresti pensare ora.

Per sottolineare l'importanza delle affermazioni, l'attività fisica può anche aiutarti a ricordarle ancora di più. Quando integri un esercizio fisico con un pensiero mentale, aiuta a renderlo più reale. Sarà più facile accettare queste affermazioni nella tua vita quando si porrà l'accento sul crederci veramente.

Il primo movimento che puoi fare per ricordare questi esercizi è tenere fisicamente l'oggetto. Potrebbe essere qualcosa di piccolo come una pietra che tieni in tasca, oppure puoi scegliere un cuscino o una coperta speciale che scegli di usare ad ogni affermazione che andremo ad elencare in tutta la sezione seguente.

Mentre dici queste affermazioni, tocca e tieni fisicamente questi oggetti. Lascia che ti ricordi la realtà.

Rimani concentrato nel ricordare gli aspetti più importanti di queste affermazioni.

In alternativa, prova a implementare nuovi esercizi di respirazione che non abbiamo ancora provato. Il metodo per respirare attraverso il naso e respirare attraverso la bocca è importante, ma man mano che andiamo oltre, ci sono altri modi in cui puoi includere una respirazione sana con queste affermazioni positive del sonno.

Un metodo è respirare attraverso narici alternative. Fai un pugno con la mano destra con il pollice e il mignolo sporgenti. Prendi il mignolo e posizionalo sulla narice sinistra, chiudendola in modo da poter respirare solo attraverso una.

Ora, respira per cinque secondi attraverso quella narice.

Quindi, prendi il pollice destro e posizionalo sulla narice destra, chiudendola e rilasciando il mignolo dall'altra narice. Ora, respira per cinque secondi.

Noterai che fare questo esercizio di respirazione da solo è sufficiente per aiutarti a essere più rilassato.

Ora, quando si associa questo con l'affermazione che stiamo per leggere ad alta voce, inizierai a porre più enfasi sulla creazione di modelli di pensiero intorno a queste affermazioni.

Un metodo alternativo di respirazione è quello di respirare per tre conteggi, dire l'affermazione, quindi respirare per tre conteggi. Puoi farlo da solo con le affermazioni che sono più importanti per la tua vita.

Ti sarà utile avere un diario in cui tieni le affermazioni. Averne uno è utile per scrivere queste affermazioni e come si applicano alla vostra vita. Scriverle ti aiuterà a ricordarle e a tenere nota delle cose più efficaci nella tua vita.

Quando hai una brutta giornata, puoi andare a vedere queste affermazioni. Quando hai bisogno di un booster di fiducia o di una motivazione, usa queste affermazioni.

Passiamo ora alla lettura di queste affermazioni. Ricorda di concentrarti sulla respirazione mentre camminiamo attraverso di esse, e se non hai intenzione di andare alla deriva per dormire, una volta finite, prendere appunti può aiutare.

Sana dedizione al sonno

1) Mi dedico a fare scelte salutari per le mie abitudini di sonno.

2) Le cose che faccio durante la mia giornata influenzeranno il mio modo di dormire; pertanto, mi assicurerò di concentrarmi sul fare le scelte migliori per tutti gli aspetti della mia salute.

3) Farò cose che non sono sempre facili perché sarà nel miglior interesse della mia salute nel complesso.

4) Quando sono ben riposato, tutto il resto della mia vita diventa più facile.

5) Sono più concentrato quando ho dormito un'intera notte, quindi so che addormentarmi è incredibilmente importante per la mia salute.

6) Sviluppare abitudini sane è facile quando dedico il mio tempo ad un futuro migliore.

7) È bello prendermi cura di me stesso.

8) Mi merito una buona notte di sonno; pertanto, mi merito tutto ciò che verrà con questo vantaggio.

9) Certo che dovrei riposarmi. Non è sbagliato per me essere stanco e scegliere di fare cose sane per il mio ciclo di sonno.

10) I sogni sono normali e mi concentro sull'abbracciarli ed evitare gli incubi.

11) Scelgo di andare a letto in un momento decente la sera perché è meglio per la mia salute.

12) Qualunque cosa mi aspetti domani sarà ancora lì, indipendentemente dal fatto che dormo un'intera notte o meno, quindi è meglio assicurarsi di avere il riposo adeguato.

13) Mi prendo cura del mio corpo perché so che è l'unico che mai avrò.

14) La disciplina nella mia vita mi guida nella giusta direzione per fare le scelte più sane per il mio stile di vita individuale e specifico.

15) Nutrirò il mio corpo e mi assicurerò di avere la giusta quantità di sostanze nutritive per tenermi energico durante il giorno.

16) Sono forte perché dormo bene.

17) Dormire bene fa bene alla mia salute mentale.

18) Sono più felice quando sono ben riposato. Sono di buon umore e posso ridere più facilmente quando ho dormito bene.

19) Sono grato per la mia opportunità di essere più sano e dormire meglio.

20) Sono grato di avere la capacità di fare le scelte giuste per la mia salute e il mio benessere.

21) Avere abitudini non è una brutta cosa; ho solo bisogno di assicurarmi che le mie abitudini siano sane.

22) Sono meno stressato quando riesco a dormire meglio la notte.

23) Sono la migliore versione di me stesso quando sono in salute. Sono più sano quando sono ben riposato e concentrato sul dormire meglio la notte.

24) Tutto il resto della mia vita si sistemerà quando mi concentro sul sonno migliore possibile.

25) Mi amo, quindi metterò l'accento sul dedicarmi a migliori abitudini di sonno in modo da potermi sentire sempre meglio.

Relax

1) Mi sento rilassato.

2) Il rilassamento è una sensazione che posso suscitare, non uno stato in cui devo trovarmi sotto determinate restrizioni.

3) Posso sentire il relax nella mia mente prima di tutto.

4) Tutta la tensione che ho accumulato durante il giorno sta iniziando a svanire.

5) Sono concentrato su me stesso e focalizzato sul mio corpo.

6) Posso dire che i miei muscoli stanno diventando sempre più rilassati.

7) Non c'è niente che mi riguardi in questo momento.

8) Ci saranno sempre eventi stressanti nella mia vita, ma in questo momento, non devo preoccuparmi di nessuno di loro.

9) Mentre mi concentro sull'essere più calmo, è facile per la mia mente rilassarsi.

10) Non devo aver paura di quello che è successo in passato.

11) Non posso cambiare le cose che sono già state scritte nella storia.

12) Non ho bisogno di avere paura del futuro.

13) Posso fare supposizioni, ma le mie previsioni non saranno sempre accurate.

14) Posso concentrarmi sul presente, che è la cosa più importante da fare.

15) Quando comincio a richiamare la mia attenzione sul momento presente, trovo più facile rilassarmi.

16) Più sono rilassato, più facile sarà per me addormentarmi.

17) Più velocemente mi addormento, più riposo posso avere.

18) Non mi preoccupa quello che sta succedendo intorno a me. L'unica cosa che mi interessa è essere rilassato nel momento presente.

19) Trasudo relax e pace. Altri noteranno quanto posso essere calmo, silenzioso e raccolto.

20) Sono equilibrato nei miei aspetti di stress e piacere, il che significa che ho meno ansia.

21) Non ho paura di essere stressato.

22) Lo stress mi aiuta a ricordare ciò che è più importante nella mia vita.

23) Lo stress mi mantiene concentrato sui miei obiettivi.

24) Non mi faccio consumare da questo stress.

25) Gestisco il mio stress in modo sano e produttivo.

26) Ho il controllo principale sullo stress che sento. Nessun altro è responsabile dei miei sentimenti.

27) È normale che io sia tranquillo.

28) Permetto a questo stile di vita di assumere ogni aspetto, rendendo più facile dormire più rilassato.

29) Quando posso davvero calmarmi completamente, sarà più facile rimanere addormentato.

30) Ho lasciato andare la mia ansia perché non mi aiuta.

31) Sono entusiasta per il futuro.

32) Non ho paura di nessuna delle sfide che potrei affrontare.

33) È facile per me essere sempre più rilassato.

34) Non c'è niente di più liberatorio che rendermi conto che non devo essere ansioso per certi aspetti della mia vita.

35) Dormirò più facilmente e più pacificamente sapendo che non c'è niente al mondo di cui ho bisogno per avere paura.

Rimanere addormentato

1) Niente è meglio che entrare nel mio letto dopo una lunga giornata.

2) La mia camera da letto è piena di pace e serenità. Non ho problemi ad andare alla deriva per dormire.

3) Tutto nella mia stanza mi aiuta ad essere più rilassato.

4) Mi sento al sicuro e in pace sapendo di essere protetto nella mia stanza.

5) Non ho problemi ad addormentarmi una volta che sono in grado di chiudere gli occhi e concentrarmi sul mio respiro.

6) Mi assicuro che tutte le mie ansie siano sparite in modo da potermi addormentare più facilmente.

7) Quando mi vengono in mente brutti pensieri, so come allontanarli in modo da potermi concentrare su una notte di sonno migliore.

8) Sono incentrato sulla realtà, che comporta dormire nel miglior modo possibile.

9) È così rinfrescante svegliarsi dopo una notte di riposo adeguato.

10) Ogni volta che potrei svegliarmi, non ho problemi a sapere come fare a riaddormentarmi.

11) Ogni volta che mi sveglio, è facile alzarmi dal letto quando suona la sveglia.

12) Migliore è la notte di sonno che ho, più facile è per me svegliarmi.

13) Lascio andare tutte le volte che ho dormito una notte irrequieta.

14) Non importa quante volte ho lottato con il sonno in passato, so di essere in grado di dormire meglio la notte.

15) La mia storia del sonno non ha importanza ora. Voglio dormire bene la notte, e così farò.

16) Più mi concentro sull'addormentarmi e sul sonno, più mi sentirò bene al mattino.

17) Dormire bene la notte mi aiuta anche a vedere meglio. I miei capelli sono più gonfi, il mio viso è più fresco, i miei occhi sono più rilassati e il mio sorriso è più grande.

18) Dormire è qualcosa di cui ho bisogno.

19) Dormire è qualcosa che mi merito.

20) Non importa quanto poco lavoro ho fatto in un giorno, o quanto altro ne dovrei fare il giorno dopo, ho bisogno di dormire.

21) Non ha senso nella mia vita dormire male. È come bere acqua. Dovrei sempre averne almeno un po'.

22) Sono vigile quando mi concentro sul dormire meglio.

23) È più facile ricordare le cose importanti che devo avere nella mia memoria quando sono stato in grado di dormire tutta la notte.

24) Posso concentrarmi di più su quello che sta succedendo intorno a me quando riesco a dormire tutta la notte.

25) Non c'è niente nel dormire che sia negativo per me. Finché lo farò in modo sano, migliorerà la mia vita.

26) So come tagliare le cattive abitudini di sonno.

27) Capisco cosa è importante iniziare a fare per dormire meglio.

28) Non appena inizio a sdraiarmi, mi concentro sulla deriva.

29) Non mi concentro più su pensieri ansiosi che mi tengono sveglio.

30) D'ora in avanti dormirò sano perché so che è una delle decisioni più importanti che possa prendere per la mia salute.

25 affermazioni per alleviare l'ansia

1) Non ho paura della paura. La paura non mi controlla. In realtà, la paura è solo una reazione.

2) Scelgo consapevolmente di lasciare andare le mie preoccupazioni passate e di andare avanti nel bene e nella luce che mi attende.

3) Sono forte e capace. Divento più forte ad ogni respiro che faccio, e ogni volta che respiro, le mie paure mi abbandonano.

4) Respingo il fallimento e scelgo di riempire la mia mente e la mia anima solo di pensieri positivi e potenzianti.

5) Credo di poterlo fare e, pertanto, credo che, se non oggi, ci riuscirò domani.

6) Sono come una calamita. Respingo la negatività e i pensieri negativi in tutte le forme.

7) Non commetto errori, ma piuttosto imparo lezioni, e da ogni lezione imparo sempre di più.

8) Sono disposto a investire nel mio potere di cambiare la mia vita liberando l'ansia che mi trattiene.

9) Sono più forte di quanto possa sembrare.

10) Le mie paure e la mia depressione non controllano chi sono o chi sarò.

11) Sono in costante viaggio alla scoperta di una mia versione più tranquilla e pacifica.

12) Sono arrivato fino a questo punto, e andrò avanti fino alla fine.

13) Io appartengo esattamente al luogo in cui sono. Non sono indesiderato o brutto, sono la perfezione.

14) Festeggio tutto ciò che ha a che fare con me, perché sono follemente innamorato di me stesso e di tutto ciò che posso essere.

15) Mi amerò abbastanza da superare questo momento.

16) Scelgo di sentirmi al sicuro, anche quando arriva l'oscurità.

17) L'ansia è un vero problema, ma sono una vera soluzione e la mia mente è più forte della presa dell'ansia.

18) L'ansia non mi controlla; mi mostra solo dove non andare e cosa non fare.

19) L'ansia è semplicemente la paura dell'ignoto, e io sono un esploratore pronto a sapere tutto.

20) Sono sopravvissuto fino a questo punto e sopravviverò per tutto il tempo che voglio.

21) Sono una persona che è in grado di guardare oltre il dolore che mi è stato inflitto, perché il dolore non ha importanza, è solo quello che scelgo di fare che conta.

22) Sono tutto tranne la mia ansia.

23) La mia ansia non può controllarmi, perché non permetto che sia al posto di guida.

24) Ho tutto ciò di cui ho bisogno per essere la migliore versione di me stesso.

25) Sono sempre responsabile della mia mente, e la mia mente non sceglie di essere ansiosa.

Capitolo 7: Tecniche di Meditazione Guidata per l'Ansia del Sonno

La Tempesta

Benvenuti in questa sessione ideata per aiutarti a superare grandi quantità di stress e ansia.

Fai un respiro profondo attraverso il naso ed espira attraverso la bocca

... Inspira... visualizza ciò che ti rende ansioso ... ed espira guardandolo scomparire...

Ora visualizza te stesso in piedi in un grande campo, e non vi è nessun altro in giro...

Tutto è calmo e tranquillo... sei immerso nella natura... nota la bellezza intorno a te... qui sei completamente rilassato.

In questa visuale, affronteremo una tempesta molto forte e potente che rappresenta l'ansia per permetterci di diventare più forti all'interno di essa.

In lontananza, vedi alcune nuvole che si chiudono mentre il cielo diventa un po' più scuro ... si sta formando una tempesta e si sentono alcune gocce di pioggia che iniziano a cadere ...

Immagina che questa tempesta rappresenti il tuo stress... potrebbe essere uno stress mite con solo un po' di pioggia e un po' di vento...o potrebbe essere molto stressante con venti estremamente forti e una pioggia molto intensa.

Quindi, mentre senti che la tempesta diventa ancora più forte e il vento soffia più forte, ti trovi nel prato, completamente impassibile da essa.

La tempesta non può farti del male qui, basta solo sperimentarla e osservarla.

Puoi scegliere di reagire a questa tempesta con la paura... o con amore e compassione. Sai che questa tempesta è innocua. Questa è semplicemente una visualizzazione che stai creando.

L'ansia è la nostra reazione alla paura, alla preoccupazione e persino alle richieste elevate.

Che la paura sia reale o meno, è meglio imparare la migliore reazione possibile a tutte queste cose.

A volte ti senti fuori controllo e l'ansia prende il sopravvento in pochi secondi, quindi dobbiamo gestirla correttamente o sarà lei a gestirci.

Proprio come l'atto di sedersi attraverso la tempesta sul campo, l'ansia non può farti del male se sai che alla fine passerà.

Ciò che conta è la tua reazione agli eventi che ti circondano.

Abbraccia davvero la tua ansia ora e lasciala esistere completamente, senza combatterla.

Riesci a vedere che questa tempesta di ansia è molto buia, e le nuvole piovono con furia.

Decidi di camminare lentamente verso di essa, senza paura o preoccupazione... solo pura fiducia che sei completamente al sicuro e in controllo...

Ti stai avvicinando sempre di più, la tempesta si avvicina e il vento soffia ad una velocità tremenda...

Eppure il vento e la pioggia non hanno alcun effetto su di te, è davvero facile per te entrare nel vento...solo i tuoi vestiti sbattono contro il forte vento.

Mentre guardi avanti, vedi l'occhio di questa tempesta, e intorno a quell'occhio il vento e la pioggia sono estremamente potenti e forti, ma non hai preoccupazioni mentre entri in questo occhio...

Ora sei all'interno di questo centro, e qui tutto è calmo e pacifico. Ti guardi intorno dall'occhio della tempesta e puoi vedere tutto il caos intorno a te ...ma qui dentro, è calmo e luminoso.

Questo è il tuo spazio...il tuo posto sicuro...e poi quando lo stress ha completamente preso il controllo di te, hai la scelta di lasciarlo saltare senza combattere, seduto proprio nel mezzo di esso... rendendoti conto che non può farti del male mentre aspetti che passi.

Noti che il tuo corpo sia il centro, e qualsiasi stress è solo una tempesta che ti circonda che va e viene.

Hai il controllo e puoi sempre tornare nel tuo spazio sicuro.

Ora senti che la tempesta sta perdendo il suo potere...sta morendo...la pioggia si sta allentando... si vedono le nuvole allontanarsi mentre il cielo diventa più luminoso...

La luce del sole passa attraverso le nuvole e poi alla fine esce con grande intensità; splende una luce intensa intorno a te...

L'ansia è passata.

Tutto è bellissimo ora...questo momento rappresenta per te essere in uno stato d'animo fiducioso in cui lo stress non aveva alcun controllo su di te mentre passava. Sei passato attraverso l'ansia.

Molto bene.

Usa questa sessione o tecnica ogni volta che ti trovi in una situazione di ansia elevata e rimarrai stupito da come puoi cavalcare la tempesta di stress!

Ogni volta che sei pronto, apri gli occhi sentendoti potenziato e pronto ad affrontare le sfide della vita.

Il prato tranquillo

Benvenuto in questa rilassante sessione per alleviare le tue ansie e calmare il tuo stress.

L'ipnosi è uno strumento meraviglioso che ti consente di rilassare la tua mente, consentendo grandi cambiamenti nel tuo profondo.

Assicurati di essere molto rilassato e posizionato in un modo in cui tutti i tuoi muscoli possano lasciarsi andare e riposare.

Lascia vagare i tuoi occhi, guardando l'ambiente circostante... nota i colori e le trame che ti circondano... tutto quello che vedi o non vedi va benissimo... non c'è un modo giusto o sbagliato per farlo... ora permetti ai tuoi occhi di trovare qualcosa su cui fissarsi, in un posto comodo di fronte a te ... qualunque cosa tu stia guardando, nota il colore ... la consistenza, le dimensioni o la forma... fai un respiro profondo e mentre respiri, chiudi gli occhi... quando respiri profondamente di nuovo, apri gli occhi e trova lo stesso punto ... espira, chiudendo gli occhi... ripeti altre 3 volte, poi lascia che i tuoi occhi si chiudano naturalmente ...

Inspira...occhi aperti...espira...occhi chiusi...

Inspira...occhi aperti...espira...occhi chiusi...

Inspira...occhi aperti...espira...occhi chiusi...e tienili chiusi.

Noterai quanto si sentono rilassate le palpebre e quanto sono comode quando sono chiuse.

Fai un bel respiro profondo e avviso un flusso di relax mentre espiri...

Respira alla deriva e galleggia nel comfort... espira... rilassandoti...

Fai un altro respiro profondo e lascialo andare...in un attimo voglio che immagini che ci sia una coperta calda e morbida che copre i tuoi piedi...come questa coperta ti copre, rilassa profondamente ogni parte che tocca...i tuoi piedi si sentono profondamente rilassati immaginando questa comoda coperta ai tuoi piedi...

La coperta ora copre le ginocchia e le gambe inferiori, rilassandole...pensando solo di lasciar andare ogni tensione...

Nota il dolce flusso del tuo respiro...la tua coperta confortante ora copre tutte le gambe inferiori...rilassandole profondamente...lascia che la coperta copra i fianchi...qualsiasi cosa sotto la vita viene rilasciata da qualsiasi tensione in quanto questa morbida coperta ti sta coprendo...

La tua bellissima coperta ti sta facendo sentire così spensierato e sciolto...mentre la sensazione della coperta va sopra l'addome e la pancia, i muscoli stanno diventando sempre più rilassati...tutte le preoccupazioni e lo stress si stanno dissolvendo...stai galleggiando in uno stato di relax da sogno...

Immagina la morbida coperta che copre tutto il busto, insieme a entrambe le braccia...è così confortevole e rilassante...ti senti calmo e tranquillo...sicuro e caldo...non vuoi nemmeno muoverti...

Lascia che questo benessere viaggi su per il collo fino in cima alla testa...

Tutto il tuo corpo sta riposando...senti questo profondo sollievo che hai generato tutto da solo...

Presta attenzione a come ti senti in questo momento...noti qualche ansia presente? Scommetto di no...è difficile essere ansiosi quando sei così rilassato...

Conto alla rovescia da 10 e con ogni numero che dico desidero che immagini di scendere da una rampa di scale dorate...questa è la scala del relax, ogni passo che fai raddoppia il tuo relax...

Quindi, inizia a scendere queste brillanti scale...10...raddoppiando il tuo relax...

9...sentendoti ancora più rilassato...8...7...notando la luminosità di queste bellissime scale...6...raddoppiando il relax...5...4...3...così calmo...2...estremamente rilassato...e 1...ora sei mille volte più rilassato...

Ora lascia che la tua mente si allontani e galleggi...inizia a immaginare che sei in un bellissimo prato...nessuno è intorno a te...è tranquillo qui...rilassante...senti il sole sulla tua pelle, che ti nutre...l'erba morbida e calda sotto i tuoi piedi...

Senti come ti stai finalmente liberando da tutta quell'ansia e stress ... ti senti nuovo di zecca...

Ricaricato...ringiovanito...più leggero...

Ora prendi tutte le vibrazioni positive di questo scenario...la luce del sole, la natura rilassante che ti circonda, l'erba verde calda sotto i tuoi piedi...

Le nuvole che si formano e si allontanano nel cielo ti portano a rilasciare questi sentimenti ansiosi di cui non hai davvero bisogno...

Ora sei la versione più alta di te stesso...libero di essere sicuro in tutte le situazioni...con un atteggiamento positivo nuovo e migliorato...che vive il resto della sua vita con potenti intenzioni...genuina positività e pace profonda...

Porta la mano in posizione di preghiera e nota come ti senti...come la tua mente e il tuo spirito siano tornati sulla buona strada ...bilanciati. Fai un respiro profondo e porta il pensiero di questo prato in ogni giorno della tua vita...

Ti sei portato la massima tranquillità semplicemente ascoltando questo audio e usando il potere della tua immaginazione.

Di' "Grazie" a te stesso e prova gratitudine per questo momento.

Quando sei pronto, apri delicatamente gli occhi, vedendo il bellissimo mondo che ti circonda...

La prossima volta che ti senti ansioso, ricorda questo bellissimo prato e lascia che il potere del tuo pensiero ti rilassi.

Capitolo 8: Imparare a Lasciar Andare i Pensieri Senza Sforzo

Con l'emergere di problemi di salute mentale, scoprirai presto che i principali attori come la paura, la disperazione e la negatività tendono tutti a derivare dallo stesso fattore: lo stress. La meditazione ha una meravigliosa capacità di aiutare nella gestione dello stress. La meditazione guidata non solo ti consente di aiutare a costruire la tua resilienza mentale, ma è anche uno strumento estremamente efficace per aiutare a rilassare il tuo corpo e la tua mente su una base più immediata.

La meditazione di sollievo dallo stress, in particolare, può essere utilizzata non solo per migliorare il tuo stato mentale, ma anche per aiutarti a liberare la tensione fisica che senti nel tuo corpo a causa dell'ansia.

Guida meditativa per aiutare ad alleviare lo stress

In questa particolare forma di meditazione, ci occuperemo di trovare un modo per lasciarti liberare le tue lotte interiori, preoccupazioni, dolori e stress. Per iniziare, vuoi creare un'atmosfera tranquilla intorno a te stesso. Circondati di luci fioca, imposta la tua stanza a una temperatura confortevole e, se lo desideri, accendi una candela o utilizza oli essenziali per creare un'aura calmante.

Ora sei pronto per iniziare la tua guida meditativa.

"Prima di chiudere gli occhi, guardati intorno e fai un'attenta nota mentale delle cose che vedi. Una volta finito, chiudi gli occhi e concentrati su un punto fisso nell'occhio della tua mente. Quindi, elimina te stesso dalla negatività e dai pensieri negativi respirando attentamente fino al conteggio di cinque, trattenendo il respiro fino al conteggio di quattro e rilasciando poi al conteggio di tre.

Inspira.

Tieni.

Rilascia.

Inspira.

Tieni.

Rilascia.

Inspira.

Tieni.

Rilascia.

Con gli occhi chiusi, concentrati sui suoni che senti intorno a te. Vai oltre questi suoni, e al di là di loro, troverai le voci delle persone che ami di più. I tuoi cari e sostenitori sono tutti riuniti qui intorno a te in un cerchio, al centro del quale sei seduti.

I suoni che senti intorno a te si stanno lentamente trasformando nelle voci delle persone che ami.

Inspira.

Tieni.

Rilascia.

Concentrati sulle voci. Le voci ti parlano.

Mentre lo fai, inizia a identificare le paure che ti tengono fermo. Cosa ti spaventa? Cosa ti intimidisce? Di cosa hai paura?

Assegna mentalmente un colore audace a ognuna di queste paure e colorale in modo da poter vedere quanto è forte la loro presa su di te.

Inspira.

Tieni.

Rilascia.

Guarda i colori che ti sciamano e si intrecciano con gli altri: paura nell'insicurezza, insicurezza nell'avidità, avidità nella falsità e così via.

Quando inizi a concentrarti ancora una volta sulle voci, prova a sentire cosa stanno dicendo.

Inspira.

Tieni.

Rilascia.

Nota che ti stanno ricordando il tuo valore.

Sei bravo.

Sei gentile.

Sei amato.

Sei necessario.

Sei amato.

Sei ricercato.

Inspira.

Tieni.

Rilascia.

Ogni voce si manifesta sotto forma di una luce bianca brillante che si sta srotolando attraverso i rossi audaci, i blu e i verdi delle tue paure e sta aprendo piccole pause attraverso le quali puoi liberarti.

Inspira.

Tieni.

Rilascia.

Ricorda a te stesso che l'amore e la fede presenti in te sono sufficienti per liberarti.

Mentre lo fai, viaggia attraverso il tuo corpo con il tuo prossimo respiro e fallo fisicamente per te stesso.

Inspira.

Mentre senti il respiro viaggiare attraverso le spalle, rilascia consapevolmente la tensione, senti le spalle flettersi all'indietro e rilascia il peso sulle spalle mentre permetti all'energia di fluire attraverso tutto il tuo essere.

Ogni particella di energia sta ora passando da una catena a una luce bianca brillante che si irradia attraverso il tuo corpo.

Inspira.

Tieni.

Rilascia.

Ricordati le cose che si stanno spostando dentro di te mentre senti che la trasformazione ha luogo.

Sei calmo e rilassato.

Sei amato e rispettato.

Stai lasciando andare tutte le paure indesiderate che ti trattengono, e invece ti stai riempiendo di tranquillità.

Inspira.

Tieni.

Rilascia.

Ricorda che ad ogni respiro, rilasci le tue preoccupazioni e, ad ogni rilascio, diventi più leggero fino a quando non sei solo il peso di una piuma alla deriva nel vento.

Ripeti dopo di me: sono supportato e amato, e le situazioni stressanti non mi spaventano, mi sfidano e basta. Sono calmo e centrato, e la calma mi purifica ad ogni respiro che faccio.

Ripetilo di nuovo, nel tuo cuore: sono supportato e amato, e le situazioni stressanti non mi spaventano, mi sfidano e basta. Sono calmo e centrato, e la calma mi purifica ad ogni respiro che faccio.

Inspira.

Tieni.

Rilascia.

Mentre apri lentamente gli occhi, sentirai un cambiamento fisico partire dalle tue spalle, e invece di stress e dolore, sentirai solo gratitudine e coraggio.

Capitolo 9: Ipnosi per una Mattinata più Energizzata

L'ipnosi ti aiuta a trovare successo perché può riqualificare il tuo cervello a pensare positivamente. È naturale vedere gli aspetti negativi della vita. Non c'è niente di sbagliato in questo e non dovresti sentirti in colpa per pensare negativamente ad una situazione. Lo facciamo tutti come esseri umani.

Queste sessioni di ipnosi non saranno la risposta per fare uscire la negatività dalla tua vita. Ti aiuteranno a risvegliare i tuoi sensi e a farti realizzare la positività che esiste intorno a te. Praticando costantemente l'ipnosi, scoprirai che puoi trovare il bene dentro il male guardando sempre il "lato positivo" delle cose.

Ipnosi del pensiero positivo

Voglio che tu prenda la mano destra e faccia un pugno. Niente di troppo stretto, niente di troppo sciolto. Solleva il pollice e il mignolo dal resto delle dita, tenendo questa posizione della mano mentre inizi a prendere coscienza del tuo respiro. Prendi questa mano ora e posiziona il mignolo destro sulla narice sinistra. Premi il naso in modo da non poter più respirare da questa narice. Ora respira attraverso la narice destra.

Quindi prendi il pollice destro e posizionalo sulla narice destra, liberando il mignolo dall'altra narice. Ora respira attraverso la narice sinistra. Questo ti aiuterà a rimanere concentrato sulla respirazione. Ripeti più volte fino a quando non ti senti più rilassato. Più lo fai, più ti sentirai rilassato.

Mentre inspiri, immagina di respirare vibrazioni positive ed espirare tutto il male. Tutto ciò che senti scorre dentro di te proprio come l'aria. Le vibrazioni negative svaniranno sempre.

D'ora in avanti, ogni boccata d'aria fresca sarà un nuovo respiro positivo che entrerà nel tuo corpo. Ogni espirazione ti aiuterà a lasciar andare qualsiasi rimpianto e altre prospettive negative a cui ti stai aggrappando. Continui a inspirare buona energia e ad espirare quella cattiva.

Per ogni pensiero che hai, troverai un modo per trasformarlo in positivo. Anche i pensieri neutri possono generare positività. Questo non distorcerà negativamente la tua prospettiva. Non devi preoccuparti di avere una prospettiva irrealistica. Avrai sempre un'idea di come appare la realtà.

Ti concentrerai sulla ricerca del positivo anche in situazioni che sembrano presentarti le sfide più grandi. Ogni pensiero positivo che hai è uno che ti aiuta a sviluppare una mentalità ancora più forte.

Ricorda sempre che più cresci nella positività, più risultati positivi ti verranno in mente. Sei concentrato nel vedere il bene in tutto.

Riconosci che ci sono due lati in ogni storia. Non vedrai solo un lato. Tuttavia, vedrai che il lato positivo è quello che è vantaggioso per la tua prospettiva generale.

Continua a concentrarti sulla respirazione, rendendoti conto che questo ti sta aiutando a rilassarti. Più ti senti rilassato, più facile è essere positivi. Stai lasciando andare tutta la tensione che hai accumulato sulle spalle.

Stai rilasciando la tensione che hai portato sulla schiena durante il giorno.

Inizi a vedere come anche lo stress possa essere una buona cosa. Lo stress è qualcosa che ti aiuta a porre l'accento sulle cose che sono più importanti nella tua vita. Lo stress è qualcosa che non è divertente da provare. Tuttavia, sapere come ci si sente ti aiuta a goderti ancora di più i momenti rilassati. Mentre lo stress può essere difficile da sentire, è un promemoria per quando sei di buon umore e libero dai sentimenti negativi che non devi provare in quel determinato momento.

Ad ogni respiro che fai, diventi sempre più rilassato. Più sei calmo, più facile è per te vedere il positivo in tutto ciò che ti circonda. Quando ti vengono in mente pensieri negativi, sei in grado di trasformarli facilmente.

Quando ti viene in mente qualcosa di negativo, guarda come puoi cambiare questo modello di pensiero. Non si tratta di mantenere una visione tossica della vita. Non c'è nulla di utile nell'avere una prospettiva negativa, e questo non ti ha mai aiutato finora nella tua vita.

Stai lasciando andare le emozioni negative. Ti stai allontanando dalle cose che sono successe nella tua vita passata e non lascerai che questo diventi qualcosa che influenzerà il modo in cui vedi il tuo futuro.

Sebbene alcune cose che hai vissuto ti abbiano fatto mettere in discussione la tua visione e questo fantastico mondo, sei molto consapevole che c'è così tanto di positivo che non hai visto semplicemente perché eri in quella situazione.

Pensa a qualcosa nel tuo passato che è successo che è stato difficile da affrontare in quel momento. In cosa avresti voluto essere diverso?

Come puoi cambiare questa cosa che potrebbe farti provare rimpianto, senso di colpa o rimorso e trasformarla in una cosa positiva che ti aiuti a crescere?

Se riesci a vivere un'esperienza passata e a trasformarla in positivo, allora sei sicuro di sapere che, indipendentemente da ciò che potrebbe accadere in futuro, saprai sempre come cambiarla in positivo e usarla a tuo vantaggio.

Riconosci che molti dei pensieri negativi che ti vengono in mente non sono nemmeno tuoi. Molte delle prospettive negative, dei giudizi duri e delle ipotesi tossiche che potresti avere o che si sono formati in passato erano idee piantate nel tuo cervello da coloro che ti circondavano. Potresti aver avuto relazioni tossiche, persone negative o individui infelici nella tua vita che hanno creato prima questi giudizi. Potresti anche essere qualcuno che ha lottato con le molte prospettive negative della nostra società.

Non ti interessa più stare al passo con queste idee negative. Non fanno altro che fornire più ansia alla prospettiva che hai ora e su stai lavorando così duramente per trasformarla in una luce positiva.

Continui a diventare sempre più rilassato, sicuro e calmo con la tua prospettiva positiva.

Essendo in grado di distorcere anche i tuoi pensieri più negativi in qualcosa di positivo e utile, hai scoperto che diventa molto più facile avere una prospettiva più chiara nel complesso. Non sei accecato dalla paura e dall'ansia che a volte possono venire con una prospettiva negativa.

L'unica cosa su cui ti concentri è trovare la verità. Da lì, puoi trasformarla in qualcosa di positivo che ti aiuterà a crescere. Le cose che sono più difficili da ricordare o vivere sono tutte cose che hanno giocato un ruolo enorme nello sviluppo della tua persona.

Stai permettendo alla positività di entrare nella tua vita perché è qualcosa che ti aiuterà costantemente ad andare avanti. Quando stai pensando positivo, allora le cose più positive si faranno strada. Diventerà molto più facile ottenere le cose che desideri.

Stai andando a tenere il passo con l'ipnosi perché sai che sarà qualcosa che ti aiuterà ad entrare continuamente in una nuova prospettiva e in una visione più sana della vita nel suo complesso.

Senti tutto il tuo corpo rilassato ora, ma è la tua mente che è la più in pace. Più sei rilassato, più pensieri positivi permetterai di entrare nella tua mente. Più positività trasudi, meno ti sentirai ansioso.

Ti senti bene sapendo che è ottimo essere positivi. A volte vedrai ancora il lato negativo e non sarai cieco alla verità. Sarai concentrato sul prendere ciò che puoi da una situazione e sfruttare di più da essa, aiutandoti ancora di più a ricordare ciò su cui devi concentrarti di più.

Ti senti bene con te stesso e ti senti bene con il mondo. Sei fiducioso per il futuro e non lasci più che una piccola istanza definisca la tua prospettiva complessiva su idee ancora più grandi. Ti senti potente, ti senti sicuro e ti senti preparato.

Continua a concentrarti sulla respirazione mentre esci lentamente da questa ipnosi. Ricorda il trucco "pollice e mignolo" nei giorni in cui potresti sentirti come se ne avessi più bisogno. Presta attenzione al tuo respiro mentre contiamo da venti. Quando arriviamo ad uno, sarai fuori dall'ipnosi o pronto a passare alle altre e potenzialmente anche dormire.

Ipnosi per trovare l'abbondanza

Questo esercizio ipnotico è un esercizio su cui desidero davvero che ti concentri sull'abbondanza che troverai nella tua vita. Per cominciare, assicuriamoci che il nostro respiro sia in un ritmo perfetto. Trova una posizione comoda e non permettere distrazioni nella stanza in cui condurremo questa ipnosi.

Respireremo al "tre". Ciò significa che conterò più volte fino a tre. Ogni volta che cambio, cambierai dall'inspirare all'espirare. Tieni la mano davanti alla bocca per i primi. In questo modo puoi sentire l'aria che esce dal tuo corpo.

Inspira per uno, due, tre. Espira per uno, due, tre. Ancora una volta, inspira per uno, due, tre ed espira per uno, due, tre.

Dentro, uno, due, tre.

Fuori, uno, due, tre.

Dentro, uno, due, tre.

Fuori, uno, due, tre.

Puoi mettere giù la mano. Continua questa inspirazione per uno, due, tre ed espira per uno, due, tre. Dentro, uno, due, tre. Fuori, uno, due, tre.

Il punto di sentire il respiro è per un ricordo fisico della tua forza e potenza. Senza nemmeno fare uno sforzo, stai continuando a mantenere il ritmo della respirazione ogni giorno.

Passiamo ora alla visualizzazione. Immagina la casa dei tuoi sogni. In qualunque modo possa apparire, immagina di essere proprio di fronte ad essa. Forse è in un attico nel cuore di New York. Forse preferisci una capanna in mezzo al nulla.

Ora fai un passo verso questa casa dei sogni. Sali le scale ed entra nella porta d'ingresso. Mentre apri la porta, scopri che è piena delle decorazioni più incredibili che tu abbia mai potuto immaginare. Il soggiorno ha una grande TV su cui è possibile guardare i tuoi film e spettacoli preferiti. Ti trasferisci nella sala da pranzo e vedi un enorme tavolo abbastanza grande da ospitare fino all'ultimo dei tuoi amici.

Ti trasferisci in cucina, dove vedi dispense e armadi pieni di prelibatezze, snack e altri tipi di cibo che puoi avere quando vuoi. Il pavimento è pulito e liscio sotto i tuoi piedi. Le pareti sono pulite e hanno immagini di chi ami e di chi ti ama. Hai un'arte unica che nessun altro fa, e tutto ciò che riguarda questa casa ti ricorda l'abbondanza presente nella tua vita.

Ora ti sposti di sopra, dove vedi un guardaroba fantastico. È pieno dei vestiti dei tuoi sogni e delle cose che non avresti mai pensato di poterti permettere. Entri nel bagno principale e vedi che c'è una grande vasca. C'è anche una doccia separata che puoi usare quando vuoi.

Continua a concentrarti sulla respirazione durante la visualizzazione. Nota come ci si sente ad avere tutte queste cose incredibili di fronte a te.

Questo ci ricorda che ottenere tutte queste cose è del tutto possibile. Puoi trovare abbondanza nella tua vita; devi solo conoscere i posti giusti per iniziare a cercare.

Questo è l'obiettivo finale che hai in mente. A partire da ora, creerai costantemente un piano per ottenere le cose che desideri. Quando ti senti scoraggiato, torna in questa casa.

Quando ti perdi, torna in questa casa. Quando ti senti solo, stanco, ansioso, stressato e come se stessi per allontanarti da tutto, torna invece in questa casa. Sarà un promemoria coerente di tutte le cose incredibili per cui devi ancora guardare avanti. Il modo migliore per trovare abbondanza come questa è trovare la passione in profondità dentro di te per iniziare il percorso verso questo successo.

Cos'è che puoi tirare fuori dall'interno del tuo personaggio che fungerà da forza trainante mentre ti muovi verso i tuoi obiettivi? Quali sono le cose di cui ti preoccupi di più?

Avere questa abbondante rappresentazione alla fine di questo viaggio ti aiuterà a essere il fattore trainante che ti farà andare avanti. Ancora una volta, alza la mano alla bocca. Senti l'aria che esce. Se sei in grado di respirare, puoi fare qualsiasi cosa. Se riesci a pensare, puoi fare qualsiasi cosa. Se riesci ad arrivare dal punto A al punto B, puoi fare qualsiasi cosa.

L'aria sulla tua mano sarà un promemoria visivo di ciò di cui sei capace. Anche quando non stai cercando di fare molto, stai facendo magia all'interno del tuo corpo. La tua mente è un vasto nido di grandi idee e pensieri importanti per aiutarti ad essere l'individuo unico che sei.

L'abbondanza è possibile per te. La parte più importante è sapere da dove iniziare. Continuerai a pensare a tutte le cose che desideri e a come le raggiungerai. Ricorda sempre il tuo respiro e questa casa dei sogni mentre percorri il tuo viaggio.

Questa ipnosi finirà mentre contiamo al contrario da venti. Assicurati di mantenere sempre una mentalità positiva e i tuoi sogni più sfrenati si avvereranno sicuramente. Una volta terminata l'ipnosi, andrai alla deriva addormentato o andrai avanti con la tua giornata.

Conclusione

Ora che sei pronto ad addormentarti, fai un respiro profondo. Espira lentamente ed espelli qualsiasi tensione che potrebbe essersi costruita durante gli ultimi esercizi.

Mentre ti prepari a dormire, potresti iniziare ad avere pensieri su ciò che hai fatto oggi o sulle cose che devi fare domani. Fai un altro respiro profondo e lascia che quei pensieri vadano via con la tua prossima espirazione. In questo momento, tutto quello che devi fare è sgombrare la mente. Oggi è finita e domani verrà, se te ne preoccupi oppure no. Per ora, sgombra la mente in modo da poterti svegliare forte e sano per i tuoi doveri di domani.

Per ora desidero che tu sposti la tua attenzione sul tuo corpo. Dove hai avuto tensione oggi? Ti invito a concentrare la tua attenzione sulla tensione e a lasciarla andare come abbiamo praticato in precedenza. Senti ora dove il tuo corpo è rilassato. Prenditi qualche istante per apprezzare il senso di relax che il tuo corpo sta provando in questo momento e lascia che si diffonda in tutto il tuo corpo dalla testa ai piedi.

Prima di andare a letto, riempiamo la tua mente di immagini pacifiche. Promuovendo immagini mentali positive, questo ti aiuterà a rilassarti ed evitare incubi. All'inizio, vorrei che visualizzassi un posto dove ti senti al sicuro e a tuo agio. Prenditi qualche minuto e immagina come sarebbe questo posto.

Quando hai in mente il tuo posto sicuro, vorrei che ricominciassi a rilassare il tuo corpo. Per sbarazzarti degli incubi, dovrai liberare tutta la tensione dal tuo corpo. Quando abbiamo paura, questo può creare tensione nel nostro corpo. Cerca di prestare particolare attenzione alle spalle, alle mani, alla schiena, al collo e alla mascella. Spesso, queste sono aree in cui la nostra tensione può insinuarsi.

Goditi questo bellissimo viaggio...

CPSIA information can be obtained
at www.ICGtesting.com
Printed in the USA
BVHW091055230621
610291BV00002B/168